本专著受国家重点研发计划项目资助——基于"道术结合"思路与多元融合方法的名老中医经验传承创新研究（项目编号：2018YFC1704100）

U0134239

成金俊　张妍　王琦
杨正　申荣旻　著
整理　孙紫薇

王琦

医书精选

6

王琦方笺集

全国百佳图书出版单位
中国中医药出版社
·北　京·

图书在版编目（CIP）数据

王琦方笺集 / 王琦著；张妍等整理 . —北京：
中国中医药出版社，2022.12
（王琦医书精选）
ISBN 978-7-5132-7929-1

Ⅰ . ①王… Ⅱ . ①王… ②张… Ⅲ . ①验方－汇编—
中国—现代 Ⅳ . ① R289.5

中国版本图书馆 CIP 数据核字（2022）第 223592 号

中国中医药出版社出版

北京经济技术开发区科创十三街 31 号院二区 8 号楼
邮政编码　100176
传真　010-64405721
北京联兴盛业印刷股份有限公司印刷
各地新华书店经销

开本 787×1092　1/16　印张 15.25　字数 291 千字
2022 年 12 月第 1 版　2022 年 12 月第 1 次印刷
书号　ISBN 978 - 7 - 5132 - 7929 - 1

定价　108.00 元
网址　www.cptcm.com

服 务 热 线　010-64405510
购 书 热 线　010-89535836
维 权 打 假　010-64405753

微信服务号　zgzyycbs
微商城网址　https://kdt.im/LIdUGr
官 方 微 博　http://e.weibo.com/cptcm
天猫旗舰店网址　https://zgzyycbs.tmall.com

如有印装质量问题请与本社出版部联系（010-64405510）

　　本专著受国家重点研发计划项目资助——基于"道术结合"思路与多元融合方法的名老中医经验传承创新研究（项目编号：2018YFC1704100）

　　第一课题组：名老中医经验挖掘与传承的方法学体系和范式研究（课题编号：2018YFC1704101）

内 容 提 要

自古皆知医文相通，若知医理，必通文韵，不深刻体悟中国文化，便难以穷尽医道精妙。近年随着对传统文化的重视不断提高，中医学作为传统文化的重要载体，中医人更认识到不仅仅是传承医术，治病救人，传播中医文化也是时代赋予我们的使命。书法处方当是中医文化方面的直接体现。中国书法是汉字与美学的和谐统一。书法中体现的不仅是文字的构架、运笔的手法和力道，更有书写者的思维、精神、气韵、学识融入其中。医者在用毛笔书写处方时，用笔的技巧可能没有专业书法家的精道，但展现出来的中医理论与传统文化的深厚积淀，却独具神采。

王琦教授虽因门诊上患者盈门，诊桌前也没有笔墨随时准备，无法做到每个医案用毛笔记录，但每于回到办公室或是家中推敲疑难病案时，惯以毛笔书写，多年来虽有散失，但积攒下来的处方数量亦不算少。

本册《王琦方笺集》筛选收录了104首王琦教授用毛笔书写的传统处方，共分呼吸系统疾病方、消化系统疾病方、神经系统疾病方、循环系统疾病方、内分泌系统疾病方、杂病方、体质调理方、男科疾病方、妇科疾病方、膏方和外用处方11个部分。其中体质调理方笔墨最多，痰湿体质、湿热体质、气虚体质、血瘀体质、阳虚体质、阴虚体质、气郁体质及特禀体质8种偏颇体质的调理处方均有收录。每个处方除手稿图片、印刷版文字，另有对每个处方或大致病情的简短分析，既有书法的观赏性，又体现处方用药个中旨趣，以供学者领悟揣摩。

前 言

　　方笺、诊籍、脉案等一直是中医最经典和珍贵的资料，最早的相关记录可追溯到殷商时期，先民们用甲骨记录疾病占卜结果。秦汉以降，宋代许叔微著《伤寒九十论》开启了医案诊籍发展的先河，明代江瓘、江应宿父子所辑《名医类案》是医案的集大成著作，清代叶天士的《临证指南医案》，以及《古今医案按》《柳选四家医案》等医案著作带给后世医家诸多思考和启发。诊籍方笺素有"宣明往范，昭示来学"之功，"读医不如读案"，业医者往往通过数百字的医案处方得以了解医家的临床诊疗经历与思辨过程，学习失治误治经验教训，印证医学理论，验证临证方药等。

　　余悬壶半百，遇杂难病无数，若诊中阙疑，未处方药，则于诊后求索上下，忖度得失，思有所得，即书方笺，付于患者。《王琦方笺集》精选余多年诊治疾病用毛笔书写的真实处方104首，涵盖内科、妇科、男科、中医体质诊疗等诸多疾病类别。当今社会高速发展，物质文明空前发达，而对传统文化的重视尤需加强。愿以此书体现延续中医方笺文化传统，亦可供弟子后学传承参考。（临证思维用方遣药的方后按语为整理者张妍、申荣旻在余指导下完成）

王琦

2022 年 6 月

目 录

一、呼吸系统疾病

吴　男　76　扬州

肺阴不足咳逆频仍，痰少而黄

口干思饮，舌淡红脉细微数拟

用百合地黄汤养肺阴清肺热

百合15　生熟地黄12　玄参12　固金

浙贝10　桔梗9　甘草6　麦冬10

白芍15　当归12

二十付

二〇一〇年三月廿三　王琦

国医大师　肺王琦印

北京中医药大学　王琦　用笺

吴某，男，76 岁，扬州

肺阴不足，咳逆频作，痰少而黄，口干思饮，舌淡红，脉细微数，拟用百合固金汤养肺阴清肺热。

百合 15	生熟地黄各 12	玄参 12	浙贝 10
桔梗 9	甘草 6	麦冬 10	白芍 15
当归 12			

21 付（服）

2016 年 10 月 23 日

按： 咳嗽痰少或干咳无痰属于阴虚咳嗽，该病人年老肝肾之阴不足，常年干咳，迁延不愈。王琦教授对此类型的咳嗽采用百合固金汤，养阴清肺，每获良效。

注： 因处方笺中数字后无单位，故本书亦未加。药物剂量单位皆为克（g）。

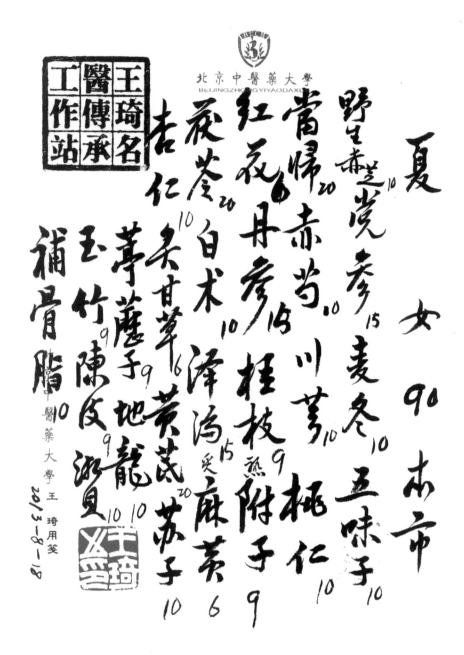

北京中医药大学
BEIJINGZHONGYIYAODAXU

夏 女 90 初诊

野生赤芝 30 丹参 15 麦冬 10 五味子 10

当归 20 赤芍 10 川芎 10 桃仁 10

红景天 丹参 15 桂枝 9 炙附子 9

茯苓 20 白术 泽泻 15 炙麻黄 6

杏仁 10 炙甘草 6 黄芪 20 苏子 10

葶苈子 9 地龙 10

玉竹 陈皮 9

补骨脂 10

中医药大学 王琦用笺

2013-8-18

肺源性心脏病　心衰

夏某，女，90岁，本市

野生赤芝 10	党参 15	麦冬 10	五味子 10
当归 20	赤芍 10	川芎 10	桃仁 10
红花 6	丹参 15	桂枝 9	熟附子 9
茯苓 20	白术 10	泽泻 15	炙麻黄 6
杏仁 10	炙甘草 6	黄芪 20	苏子 10
葶苈子 9	地龙 10	玉竹 9	陈皮 9
浙贝 10	补骨脂 10		

2013 年 8 月 18 日

按：本患者90岁高龄，正气内亏，喘息多年，肺疾日久累及心脏，已有心衰之变。既有瘀血、痰饮停聚，又有三焦脏腑虚损，所以用药时多方顾及。方中生脉饮益气养心，麻黄、杏仁、苏子宣肺降气，葶苈子、地龙通络利水，使上焦气血得充，升降之机有序；茯苓、白术、泽泻、甘草、黄芪，补气健脾，陈皮、浙贝理气化痰，使中焦转枢运化有力；附子、补骨脂补肾阳之不足，加强下焦气化功能；桃红四物易熟地为丹参再配桂枝，温经养血活血，使全身气血畅通。诸药配合，扶正祛邪同用，三焦气血通畅，升降、化源各有助益，喘息自平。

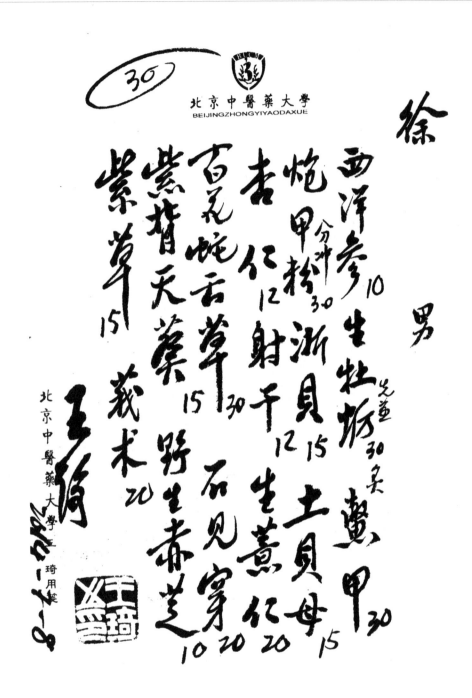

北京中醫藥大學
BEIJINGZHONGYIYAODAXUE

徐　男

西洋参 10
生牡蛎 先煎 30 克
鳖甲 30
炮甲粉 分冲 30
浙贝 15
土贝母 15
杏仁 12
射干 12
生薏仁 20
百花蛇舌草 30
石见穿 10
紫背天葵 15
野生赤芝 20
莪术 20
紫草 15

北京中醫藥大學王琦用箋

王琦

2006-1-8

徐某，男

西洋参 10	生牡蛎 30（先煎）	炙鳖甲 30	炮甲粉 3（冲）
浙贝 15	土贝母 15	杏仁 12	射干 12
生薏仁 20	白花蛇舌草 30	石见穿 20	紫背天葵 15
野生赤芝 10	紫草 15	莪术 20	

30 服

2014 年 7 月 8 日

按：肺间质纤维化是由各种原因引起的肺泡壁、肺间质的进行性炎症，后期导致肺纤维化，失去正常的气体交换功能。临床表现进行性呼吸困难和低氧血症，晚期可出现呼吸衰竭、肺心病右心功能不全。王琦教授重用化痰散结之品，如鳖甲、炮山甲、牡蛎、贝母、薏苡仁，同时应用清热解毒之白花蛇舌草、石见穿、天葵、紫草，再配西洋参、灵芝辅助正气，杏仁、射干平喘。全方共奏扶正化痰散结、清肺平喘之效。

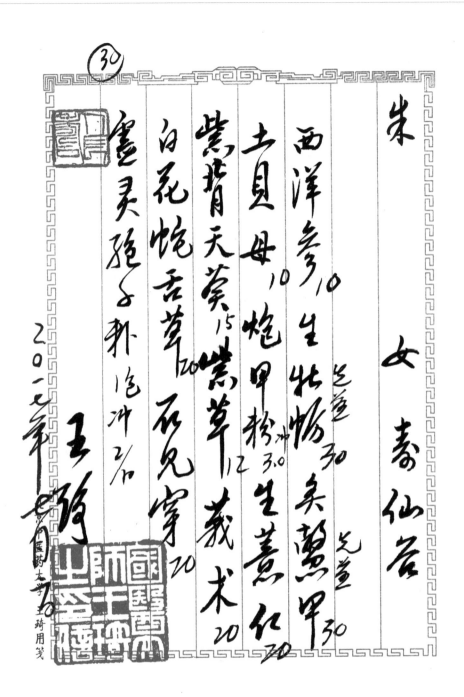

㉚

朱 女 寿仙君

西洋参 10 生牡蛎 30 先煎

土贝母 10 炮甲粉 冲30 生薏仁 30 先煎

紫背天葵 15 紫草 12 莪术 20

白花蛇舌草 20 石见穿 20

灵芝孢子粉 冲2包

2012年

王琦

朱某，女，寿仙谷

西洋参 10	生牡蛎 30（先煎）	炙鳖甲 30（先煎）	土贝母 10
炮甲粉 3（冲）	生薏仁 20	紫背天葵 15	紫草 12
莪术 20	白花蛇舌草 20	石见穿 20	灵芝孢子粉 1 包（冲）

每日两次

30 服

2017 年 7 月 2 日

按：本例患者亦为肺间质纤维化所苦，用方与上例相仿，但因本患者喘息的症状不明显，故未用杏仁与射干。

综两份病案，不难看出王琦教授治疗本病思路总以清肺、散结为最主要的治疗方法。

董先生

肺结核咳血   河北

代赭石 15   竹茹 20

生草 5   白茅根 20   三七粉 3.0

浙贝 10   抗白药 10   牛蒡子 10   白芨 20

（分两次冲）

二〇一〇年三月二日   王琦

董某，男，河北

肺结核咯血。

代赭石 15	竹茹 20	三七粉 3（分两次冲）	生军（生大黄）5
白茅根 20	白芨（白及）20	浙贝 10	杭白芍 10
牛蒡子 10			

2010 年 3 月 5 日

按：血从上溢，故用赭石降气，大黄引血下行。竹茹为止血要药，《本草崇原》云："竹茹，竹之脉络也。……淡渗皮毛之血，不循行于脉络，则上吐血而下崩中矣，凡此诸病，竹茹皆能治之，乃以竹之脉络而通人之脉络也。"王琦教授治疗血证常用竹茹，再加白茅根凉血止血，三七活血止血，白及修复损伤的脉络，诸药配合，使咯血得以缓解。

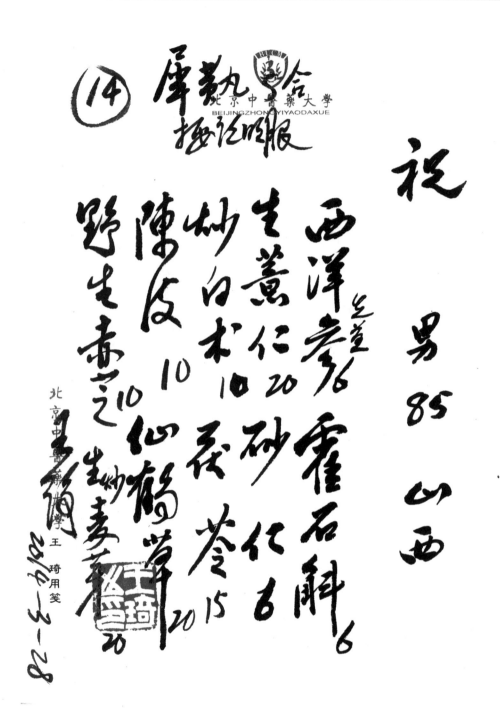

北京中医药大学
BEIJINGZHONGYIYAODAXUE

（14）

犀勤合
捣末冲服

祝 男 85 山西

西洋参 先煎 26
生薏仁 20
炒白术 10
陈皮 10
野生赤芝 10

霍石斛 6
砂仁 6
玄参 15
仙鹤草 20
生炒麦芽 20

北京中医药大学
王琦用笺
2014-3-28

祝某，男，85 岁，山西

西洋参 6（先煎）　　霍石斛 6　　　生薏仁 20　　　砂仁 6

炒白术 10　　　　　茯苓 15　　　　陈皮 10　　　　仙鹤草 20

野生赤芝 10　　　　生炒麦芽 20

犀黄丸 5 盒　按说明服

14 服

2014 年 3 月 28 日

按：该患者患肺癌，年老未行手术，久咳耗气伤阴，故用西洋参、石斛、赤芝、仙鹤草，气阴双补，扶正祛邪。仙鹤草，又名脱力草，补虚收敛止咳，王琦教授常用其治疗咳嗽。现代研究发现，薏苡仁有较好的减缓癌痛及转移的作用。另外，"有胃气则生，无胃气则死"，方中砂仁、白术、茯苓、陈皮、麦芽调理脾胃，顾其后天之本。

二、消化系统疾病

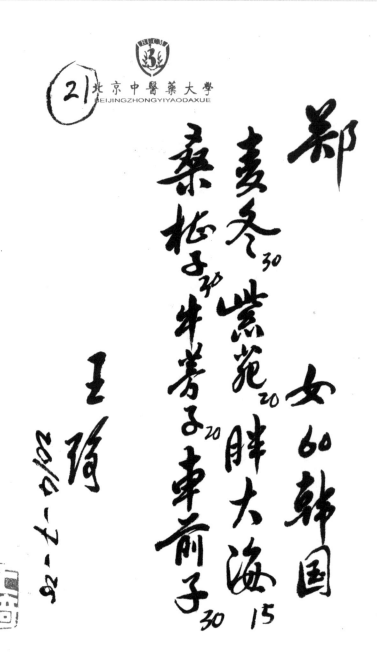

北京中醫藥大學王　琦用笺

郑　女 60 韩国

麦冬 30　紫菀 20　胖大海 15

桑椹子 20　牛蒡子 20　車前子 30

王琦

2010-7-29

便秘　从肺论治

郑某，女，60岁，韩国

麦冬 30	紫菀 20	胖大海 15	桑椹子 30
牛蒡子 20	车前子 30		

21 服

2014 年 7 月 25 日

按： 患者从小患习惯性便秘，大肠与肺相表里，王琦教授对严重便秘从肺论治，疗效确切。方中麦冬、桑椹养肺肾之阴，胖大海润肺化痰，与紫菀、牛蒡子配用，宣肺润肠通便，提壶揭盖，使肺气右降，津液濡润于大肠，大便通畅，缓解多年的便秘。

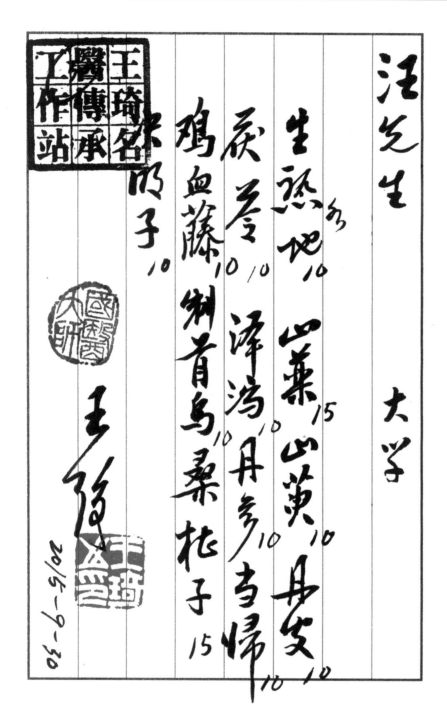

汪先生　大学

生熟地 60
山药 山萸 15
辰麦冬 10 泽泻 10 丹参 10 丹皮 15
鸡血藤 10 制首乌 桑椹子 15
水蛭 10

20-6-30

老年性便秘　肝肾不足

汪某，巴黎大学

生熟地各 10	山药 15	山萸 10	丹皮 10
茯苓 10	泽泻 10	丹参 10	当归 10
鸡血藤 10	制首乌 10	桑椹子 15	决明子 10

30 服

2015 年 9 月 30 日

按：该患者年老肾阴亏虚，肝血不足，大肠之津失司，传导功能减弱，导致大便干结难以排出。王琦教授用六味地黄丸补肝肾之阴，再配养血补阴润肠通便之品加强药力。

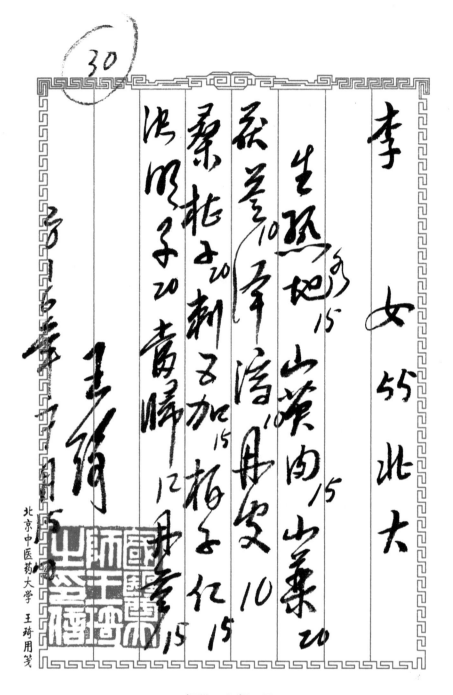

李 女 55 北大

生地 15 山萸肉 15 山药 20

黄芪 10 泽泻 10 丹皮 10

桑椹子 20 刺五加 15 栢子仁 15 丹参 15

决明子 20 青蒿 12 丹参 15

方药

北京中医药大学　王琦用笺

便秘　心肾不足

李某，女，55 岁，北京大学

生熟地各 15	山萸肉 15	山药 20	茯苓 10
泽泻 10	丹皮 10	桑椹子 20	刺五加 15
柏子仁 5	决明子 20	当归 12	丹参 15

30 服

2016 年 7 月 15 日

按： 该患者天癸已竭，肝肾阴虚，又有血瘀之证，导致大便干结难下。此类患者临床较多见，适应力差，外出旅游等环境变化时，症状容易加重，恐惧出远门。王琦教授在六味地黄丸的基础上，加刺五加、柏子仁、当归、丹参补心气兼以活血，养心安神，润肠通便。

北京中医药大学
BEIJINGZHONGYIYAODAXUE

李 男 无限期

金钱草 50 积雪草 30 鸡内金 10
郁金 10 海金砂 20 虎杖 15 生山楂 20
柴胡 12 黄芩 10 苦参 15
茯苓参 15 草薢 15 土茯苓 15
石菖蒲 20 威灵仙 15 金樱子 15

王琦

北京中医药大学·王 琦用笺

2012-5-22

李某，男，无限极

金钱草 50	积雪草 30	鸡内金 10	郁金 10
海金砂（沙）20	虎杖 15	柴胡 12	黄芩 10
生山楂 20	茯苓 15	猪苓 15	土茯苓 15
草薢 15	石苇（韦）20	威灵仙 15	金樱子 15

30 服

2014 年 5 月 26 日

按： 结石可导致平滑肌痉挛，引起剧烈疼痛，且影响结石排出。王琦教授治疗胆结石时在用清热利水消石的金钱草、海金沙、鸡内金、石韦的基础上，配用威灵仙，通经络、解痉挛，可缓解胆道痉挛引起的疼痛，也助结石顺畅排出。

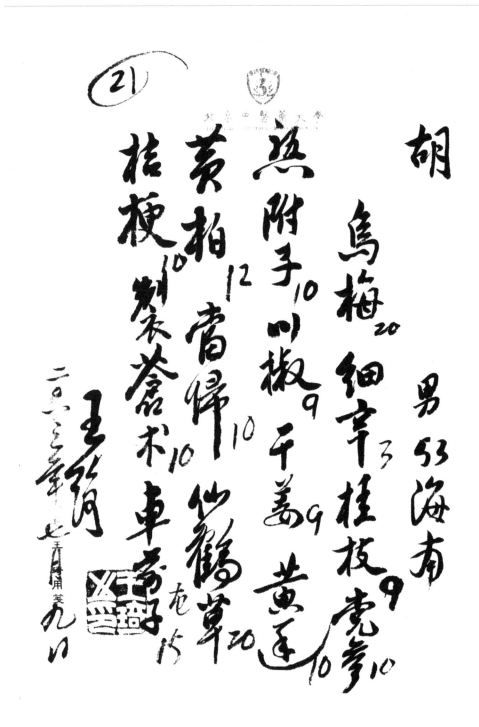

㉑

北京中医药大学

胡　男 53 海南

乌梅 20　细辛 3　桂枝 9　枳壳 9　党参 10

燕附子 10　川椒 9　干姜 9　黄连 6

黄柏 12　当归 10　炒鹤草 20　车前子 10

桔梗 10　制苍术 10　生黄芪 10

王琦　二〇一二年七月

胡某，男，53 岁，海南

乌梅 20	细辛 3	桂枝 9	党参 10
熟附子 10（先）	川椒 9	干姜 9	黄连 10
黄柏 12	当归 10	仙鹤草 20	桔梗 10
制苍术 10	车前子 15（包）		

21 服

2013 年 7 月 9 日

按：乌梅丸出自《伤寒论》，是治疗蛔厥的常用方，但是仲景在第 338 条原文中也提到此方又主"久利"。此"久利"是指大肠湿热，正气亏虚，寒热错杂，气血不和所致的久泻久痢，符合溃疡性结肠炎的主要病机特点，所以王琦教授常用乌梅丸治疗本病，疗效确切。

谢　　　男　乌克兰

乌梅 10　细辛 2　桂枝 6　党参 6

淡附子 6　黄连 6　干姜 6　黄柏 6

当归 5　银花 10　薤白 9　仙鹤草 12

桔梗 10　红藤 16　生苡仁 10　　5

败酱草 15　焦山楂 10　神曲 10

王琦

2014年11月21日

北京中医药大学 王琦用笺

谢某，男，乌克兰

乌梅 10	细辛 2	桂枝 6	党参 6
淡附子 6	黄连 6	干姜 6	黄柏 5
当归 5	金银花 10	薤白 9	仙鹤草 12
桔梗 10	红藤 10	生薏仁 10	败酱草 15
焦山楂 10	神曲 10		

30 服

2017 年 11 月 23 日

按： 溃疡性结肠炎症状以腹泻、黏液或脓血便为主，大便一日多行，严重影响生活。王琦教授在乌梅丸的基础上，常配用仙桔汤益气涩肠止泻，薏苡附子败酱散排脓消肿，对本病腹痛、腹泻、脓血便诸症获效良多。

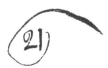

呃逆声响震耳，可连续数小时颇以为苦，脘平鸣响，走路亦志不稳，历时二十余载，CT提示

胸腔梗，苔根厚腻，脉弦滑有力拟

方和胃降逆解痉缓急为治

连翘^炒60　刀豆子20　杭白芍30　吴甘草10

韭菜籽20　葛根20　夏枯草20　威灵仙15

二〇一三年王琦六月十七日

男，56 岁，本市

呃逆声响震耳，可连续数小时颇以为苦，脑中鸣响，走路步态不稳。历时二十余载，CT 提示腔梗，苔根厚腻，脉弦滑有力，拟方和胃降逆解痉缓急为治。

炒连翘 10	刀豆子 20	杭白芍 30	炙甘草 10
韭菜籽 20	葛根 20	夏枯草 20	威灵仙 15
			21 服

2012 年 6 月 17 日

按：呃逆是由于胃气上逆，膈肌痉挛引起的，王琦教授常用芍药甘草汤配威灵仙缓解膈肌痉挛，疗效明显。刀豆子是王琦教授治疗呃逆的专药，《本草纲目》记载："温中下气，止呃逆。"又云："有人病后呃逆不止，声闻邻家，或令取刀豆子烧存性，白汤调服二钱即止。"

三、神经系统疾病

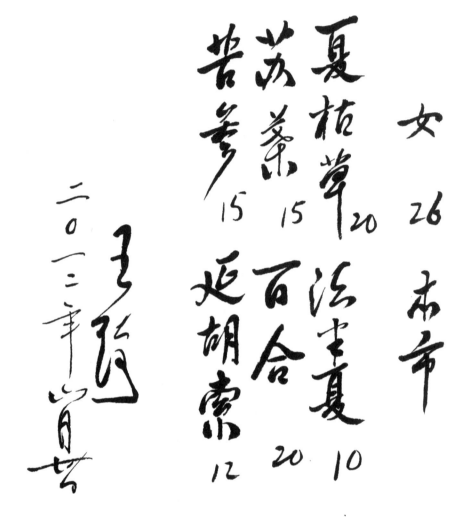

失眠　阳不入阴

某女，26 岁，本市

夏枯草 20	法半夏 10	苏叶 15	百合 20
苦参 15	延胡索 12		

2012 年 6 月 20 日

按：阴阳失交是失眠的关键所在，或阴虚不能纳阳，或阳盛不得入阴。正如《灵枢·大惑论》云："卫气不得入于阴，常留于阳。留于阳则阳气满，阳气满则阳跷盛；不得入于阴则阴气虚，故目不瞑矣。"本例用方名为"交合安魂汤"，为王琦教授治疗失眠的效方，全方以交通阴阳、调肝安魂为大法，药用半夏、夏枯草、苏叶、百合。

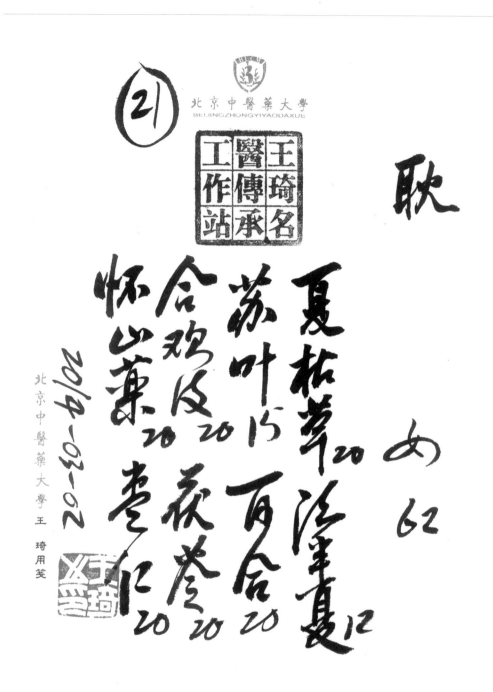

北京中醫藥大學
BEIJINGZHONGYIYAODAXUE

②

耿

め 62

夏枯草 20 泽泻 夏 12

苏叶 15 百合 20

合欢皮 20

怀山药 20 枣仁 20 茯苓 20

北京中醫藥大學 王 琦用笺

20/4~03~02

失眠　阳不入阴伴有疲乏

耿某，女，62 岁

夏枯草 20	法半夏 12	苏叶 15	百合 20
合欢皮 20	茯苓 20	怀山药 20	枣仁 20
			21 服

2014 年 3 月 2 日

按：半夏配夏枯草是王琦教授治疗失眠常用药对，交通阴阳，调肝安魂。半夏生于五月当夏季之半，能引阳入阴。《黄帝内经》记载了半夏秫米汤能阴阳交通，治疗失眠。夏枯草冬至后生，夏至时枯，王孟英《重庆堂随笔》中云："散结之中，兼有和阳养阴之功。失血后不寐者，服之即寐，其性可见矣。"夏枯草得至阳之气而长，半夏得至阴之气而生，阴阳配合，序行营卫，交通阴阳，正可调节人体寤寐之觉醒与睡眠规律。

北京中醫藥大學
BEIJINGZHONGYIYAODAXUE

錦

女 58

前投肝肾同调，滋阴熄风，目
痛未作，今诊夜難安眠，睡後易醒，
舌中微有裂纹，脉緩，兹擬引陽
入陰以冀安枕

夏枯草 20　法半夏 10　百合 20
苏叶 15　延胡索 10　川芎 10
刺五加 15　酸枣仁 15　白芷 9

2015-01-05

北京中醫藥大學王　琦用笺

失眠　阳不入阴伴有疲乏

舒某，女，58岁

前投肝肾同调，滋阴熄（息）风，目痛未作，今诊夜难安眠，睡后易醒，舌中微有裂纹，脉缓，兹拟引阳入阴，以冀安枕。

夏枯草 20	法半夏 10	百合 20	苏叶 15
延胡索 10	川芎 10	刺五加 15	酸枣仁 15
白芷 9			

21 服

2015 年 1 月 5 日

按：苏叶配百合亦是王琦教授治疗失眠的常用药对。百合甘而微寒，可用于治百合病、心病、惊悸、癫狂，说明百合具有安魂定魄之功，调整情志的作用很明显。苏叶辛温气薄，理气和营，引阳入阴。苏叶配百合相得益彰，安魂魄，调情志，具有很好的治疗失眠的作用。

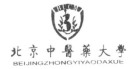

女 43 海航

气短易于疲乏，夜寐不实，
月事提前，形质畏寒尤以下
肢为甚，颈椎退行性病变发脉
弱，治宜质法暗扶阳气血双调
和其营卫。

黄芪20 当归15 桂枝10 枝芍20 芍10
吴萸6 生姜10 生甘草 百合20 延胡12
江中夏苏叶15

北京中医药大学王琦用笺

二〇一三年二月十三

失眠 营卫不和

女，43岁，海航

气短易于疲乏，夜寐不实，月事提前，形质畏寒尤以下肢为甚，颈椎退行性病变，脉弱，舌质淡暗，拟方气血双调和其营卫。

黄芪 20	当归 15	川桂枝 10	杭芍 10
炙甘草 6	生姜 10	红枣 10	夏枯草 20
法半夏 10	苏叶 15	百合 20	延胡索 12
			30 服

2012 年 2 月 12 日

按：卫气昼行于阳，夜行于阴，其出入直接影响睡眠，故营卫失调为失眠的重要病机之一。桂枝汤调和营卫，配合交合安魂汤引阳入阴，夜寐自然安稳。另外，本患者畏寒肢冷，有阳气不足的表现，桂枝汤又有温振阳气之力，有一举两得之妙。

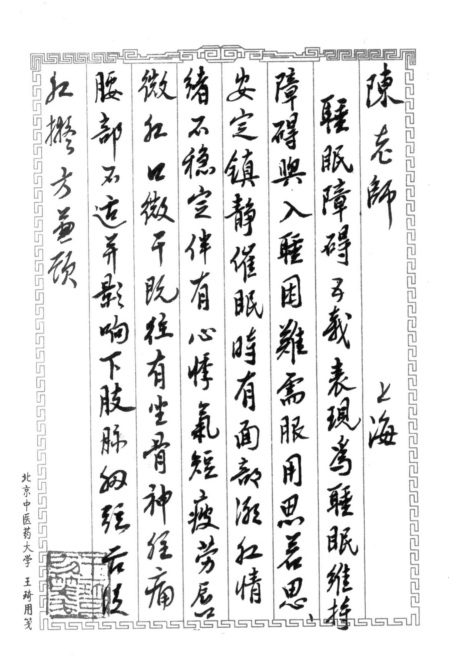

陈老师 上海

轻眠障碍 予载表现为轻眠维持

障碍与入睡困难需服用思若思

安定镇静催眠时有面部潮红情

绪不稳定伴有心悸气短疲劳层口

微红口微干眠往有坐骨神经痛

腰部不适并影响下肢脉细弦后投

红撝 方童颔

北京中医药大学 王琦用笺

失眠　焦虑伴疲乏

陈某，上海

睡眠障碍五载，表现为睡眠维持障碍与入睡困难，需服用思诺思安定镇静催眠，时有面部潮红，情绪不稳定，伴有心悸气短疲劳，唇微红口微干，既往有坐骨神经痛，腰部不适并影响下肢，脉细弦，舌淡红，拟方兼顾。

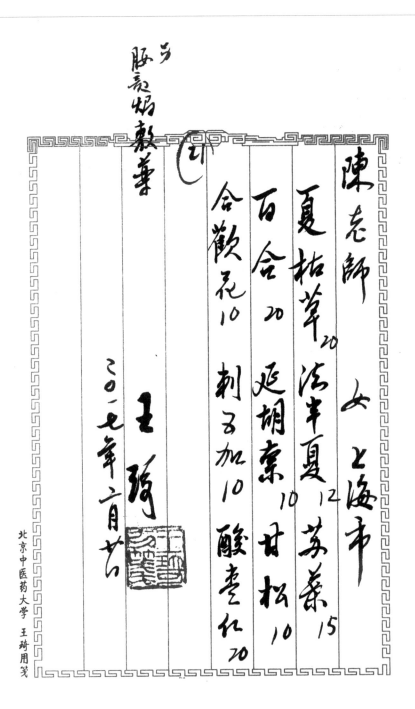

陈老师　女　上海市

夏枯草 20　法半夏 12　苏叶 15

百合 20　延胡索 10　甘松 10

合欢花 10　刺五加 10　酸枣仁 20

另　胶囊焗敷華

王琦
二〇一七年 有 廿

北京中医药大学　王琦用笺

陈某，女，上海市

夏枯草 20	法半夏 12	苏叶 15	百合 20
延胡索 10	甘松 10	合欢花 10	刺五加 10
酸枣仁 20			

21 服

另腰部焗敷药。

2017 年 2 月 20 日

按： 无论是焦虑还是抑郁，失眠的核心病机为阴阳失交，营卫不和，故均可用交合安魂汤治疗。方中刺五加、甘松可以补心气、安心神，并可缓解心悸气短症状。合欢花，和心志，解郁安神，对情志不遂之失眠，配之有效。

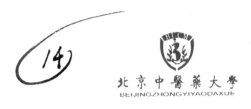

女 六十三岁 北京大学

久语伤气，案牍劳形。脾虚饮食小为
肌肉则形质微单，面色少华，中气不足则恒
感气短，运化失司则大便或秘或溏，复因工
作萦怀，思绪纷繁，肝失条达之性，魂不安
舍，寤寐成寐"。脉据略弦，苔见薄黄综上症
情乃肝郁脾虚之象，拟予疏肝解郁，益气健
脾，用逍遥散加味，先冀寐安，培本继之。

柴胡12 当归10 白首10 茯苓神20 帅白术10
薄荷6 夏枯草15 苏叶10 百合20 生龙齿红花20
甘松15 合欢皮15

上药煎成三服，午后4时一服，别前一服，
3.0 北京中医药大学王琦用笺

失眠　肝郁脾虚

女，63 岁，北京大学

久语伤气，案牍劳形。脾虚饮食不为，肌肉则形质微单，面色少华，中气不足则恒感气短；运化失司，则大便或秘或溏，复因工作萦怀，思绪纷繁，肝失条达之性，魂不安舍，寐难成寐。脉据略弦，苔见薄黄。综上症情乃肝郁脾虚之象，拟予疏肝解郁，益气健脾，用逍遥散加味。先冀寐安，培本继之。

柴胡 12	当归 10	白芍 10	茯苓 10
茯神 10	炒白术 10	薄荷 6（后下）	夏枯草 15
苏叶 10	百合 20	生枣仁 20	熟枣仁 20
甘松 15	合欢皮 15		

14 服

上药煎成二服，午后四时一服，卧前一服。

2009 年 5 月

按：该患者失眠，兼有纳差、气短及思绪纷繁之症，辨为肝郁脾虚证，遣方用药，辨病－辨证相结合，在交通阴阳、养肝安魂的同时疏肝解郁、益气健脾，方用交合安魂汤合逍遥散。另有，酸枣仁养肝血、定肝魂，甘松镇静安神、开郁醒神，两药相配，王琦教授经常将其用于治疗由肝郁不舒导致的失眠。

女 五十六

年来寐难成寐，颇以为苦，视其形
顷欠丰，面少华泽，色素沉着，口唇
易干，思欲云中微裂，舌体胖大
顷润，眼睑略浮，膝以下畏寒，脉弦
小数，失眠之症，叠进养阴而神
未复，致机乃肝失疏泄之机脾失健运
之权，拟疏肝健脾入手

当归10 柴胡12
炒白芍10 有石10 生芪6 炙甘草6
夏枯草30 苏叶15 百合30 合欢皮20
珍珠母30 甘松15 王符三〇〇九 e 二
竹茹15 防风〇〇

临京中医药大学 王琦用笺

失眠　肝郁脾虚

女，52 岁

年来寤难成寐，颇以为苦，视其形质欠丰，面少华泽，色素沉着，口唇易干思饮，舌中微裂，舌体胖大质润，眼胞略浮，膝以下畏寒，脉弦不数，失眠之症，叠进养阴安神，未获效机，乃肝失疏泄之机，脾失健运之权，从疏肝健脾入手。

当归 10	杭白芍 10	柴胡 12	茯苓 12
炒白术 10	薄荷 10	生姜 6	炙甘草 6
夏枯草 20	苏叶 15	百合 30	合欢皮 20
枣仁 30	甘松 15	竹茹 15	防风 15

2009 年 7 月 11 日

按： 该患者是阴虚体质，前以养阴安神之法，辨体－辨病为主治疗，睡眠改善不明显，故改为辨病－辨证论治为主，证属肝郁脾虚，采用逍遥散合交合安魂汤治疗，体现了王琦教授辨体－辨病－辨证三辨诊疗模式的灵活转换运用。

女　上海

苦于失眠之疾已久，前投调肝安魂
交通营卫之剂未浮改善，尚需服用
安眠药入睡①，入小时，伴有轻度呼吸
暂停，面部时红，血压时有偏高。因有腰
疫尚届局部肌肉酸重。拟方清解肝
热宁心肝安魂滋心安眠如此。

丹皮10　炒山栀12　当归3　杭白芍10
紫胡10　菱蕊10　首乌藤10　百合30　生甘草6
夏枯草20　法半夏12　苏叶10　珍珠母30　钩藤12　陈皮10　甘杞
生龙牡30　珍珠母30
酸枣仁20　合欢皮20　王琦

失眠　肝阳上亢

女，上海

苦于失眠之疾已久，前投调肝安魂交通营卫之剂未得改善，尚需服用安眠药入睡四五小时，伴有轻度呼吸暂停，面部时红，血压时有偏高。因有腰疾尚存局部肌肉酸重。拟方清解肝热宁肝安魂治以安眠为先。

丹皮 10	炒山栀 12	当归 10	杭白芍 10
柴胡 10	茯苓 10	薄荷 3	生甘草 6
夏枯草 20	法半夏 12	苏叶 10	百合 30
生龙骨 30	生牡蛎 30	珍珠母 30	钩藤 10（后）
甘松 12	酸枣仁 20	合欢皮 20	

14 服

2011 年 3 月 10 日

按： 交合安魂汤对多种类型的失眠均可使用。该病人前投常规方子疗效不显著，王琦教授细心辨证之后，发现其面部红，血压偏高，脉弦，为肝阳上亢，肝经郁热之证，单用交合安魂汤安眠作用不足，故加用龙骨、牡蛎、珍珠母、钩藤重镇潜阳，抑肝安神，配用丹栀逍遥散清肝热、和脾胃，获得满意的疗效。

梁　女　52　上海市

睡眠障碍 入睡困难 睡眠维持障碍 心率不齐 胃肉热气气短 缺铁性贫血 伴有子宫肌瘤 痛经 舌胖大苔

痕

夏枯草20 浮羊夏12 藕菜10 百合20 合欢花10 刺五加15 甘松10 太子参12 五味子9 麦冬10 卷柏30

2017-2-22 王琦
北京中医药夫堂
王琦用笺

失眠　心律不齐

梁某，女，52岁，上海市

睡眠障碍，入睡困难睡眠维持障碍，心律不齐，胸闷憋气，气短，缺铁性贫血伴有子宫肌瘤，痛经，舌胖大齿痕。

夏枯草 20	法半夏 12	苏叶 10	百合 20
合欢花 10	刺五加 15	甘松 10	太子参 12
五味子 9	麦冬 10	龙齿 30	

21 服

2017 年 2 月 22 日

按：该病人失眠伴心律不齐，王琦教授在交合安魂汤的基础上，配用生脉饮，益气复脉，养阴生津，配合刺五加、甘松补心气，养心安神，睡眠与心脏功能同时调理。另外，现代药理学研究证明甘松中所含的缬草酮具有抗心律失常的作用，正适合于本例患者。

㉑

癫痫 女 36 仲宫镇

癫痫十载 热睡易发，旬余
而作，心悸难以自持，腹泻日三
度，往事偏少，脉滑苔萍棚用珠
胡加龙骨牡蛎汤合桂枝防己汤化
裁 柴胡12 黄芩10 法半夏12 代赭石20
龙骨30 牡蛎30 苦参15 桂枝12 防己10
防风12 仙鹤草20 桔梗10 石菖蒲10
远志10 龙版20 二〇一三年□月十七日 王琦

女，36岁，仲宫镇

癫痫十载，熟睡易发，旬余而作，心悸难以自持，腹泻日三四度，经事偏少，脉滑苔薄。拟用柴胡加龙骨牡蛎汤合桂枝防己汤化裁。

柴胡 12	黄芩 10	法半夏 12	代赭石 20
龙骨 30	牡蛎 30	茯苓 15	桂枝 12
防己 10	防风 12	仙鹤草 20	桔梗 10
石菖蒲 10	远志 10	龟板 20	

21 服

2012 年 6 月 17 日

按：柴胡加龙骨牡蛎汤是治疗癫痫常用处方，该病人由于腹泻日 3～4 行，故方中将大黄改为仙桔汤。铅丹现代较为少用，改为代赭石。癫痫为痰饮蒙蔽清窍而至，故配用桂枝防己汤（木防己汤），祛胸膈间之饮邪，配菖蒲、远志化痰开窍，癫痫之疾得到控制。

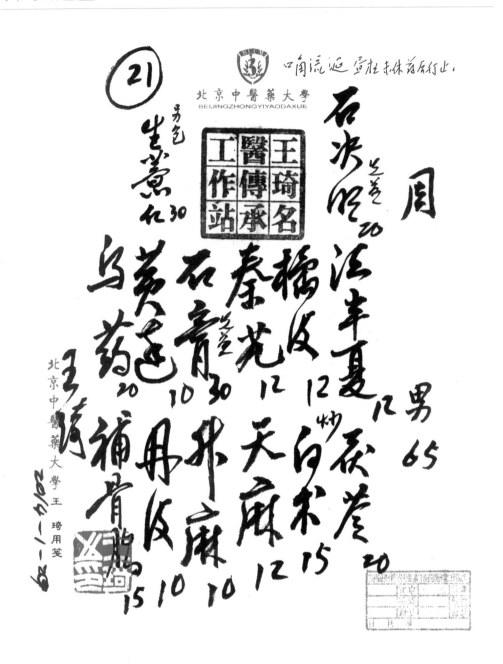

中风后遗症　头晕

周某，男，65 岁

石决明 20（先）	法半夏 12	茯苓 20	橘皮 12
炒白术 15	秦艽 12	天麻 12	石膏 30（先）
升麻 10	生薏仁 30（另）	黄连 10	丹皮 10
乌药 20	补骨脂 15		

21 服

口角流涎，昼夜未休，药后停止。

2014 年 1 月 29 日

按：该病人为中风后遗症，主要表现为头晕、流口水、语言不利、小便失禁等症状，此属于肝阳上亢，痰瘀阻滞清窍所致，采用重镇潜阳、健脾化痰开窍之品。痰郁日久化热，胃火炽盛，口气热臭，大便不通，故配用清胃散和生石膏，清泻胃经之火。患者已为老年，又有小便失禁之症，加乌药、补骨脂温补肝肾，以助肾司小便之功。

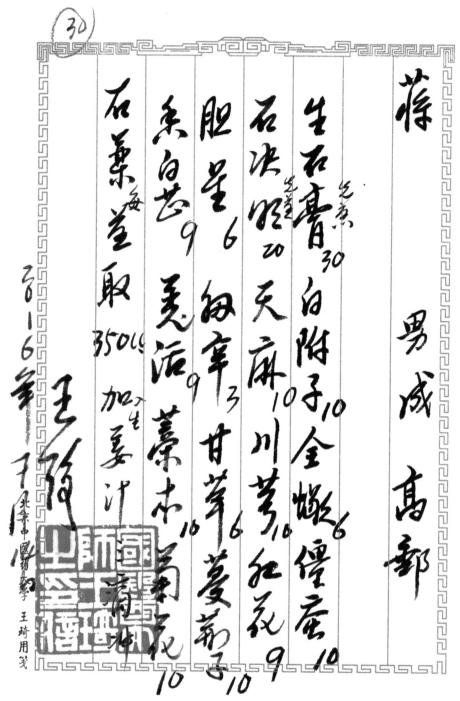

㉚

蒋

男 成 高邮

生石膏_{先煎}30 白附子10 全蝎6 僵蚕10
石决明_{先煎}20 天麻10 川芎10 红花9
肥知母6 细辛3 甘草6 蔓荆子10
条白芷9 羌活9 藁本10 苦丁花10
石菖蒲每盅取35019 加姜汁 鲜荷梗10

王琦
2016年7月北京中医药大学
王琦用笺

三叉神经痛　伴面神经麻痹

蒋某，男，成，高邮

生石膏 30（先煎）	白附子 10	全蝎 6	僵蚕 10
石决明 20（先煎）	天麻 10	川芎 10	红花 9
胆星 6	细辛 3	甘草 6	蔓荆子 10
香白芷 9	羌活 9	藁本 10	菊花 10

右药每煎取 350cc（cc 即 cm^3，1cc=1mL），加入生姜汁三滴冲。

30 服

2016 年 7 月 14 日

按：该病人反复发作三叉神经痛，发作时烧灼样疼痛难忍，伴有面瘫，此属于风、痰、瘀、热邪阻滞少阳经所致。王琦教授采用祛风、化痰、活血药的基础上加生石膏，一方面清热泻火，另一方面防止诸药燥热伤阴耗血。配用牵正散，祛风活血通络，兼顾面瘫，也加强止痛效果。

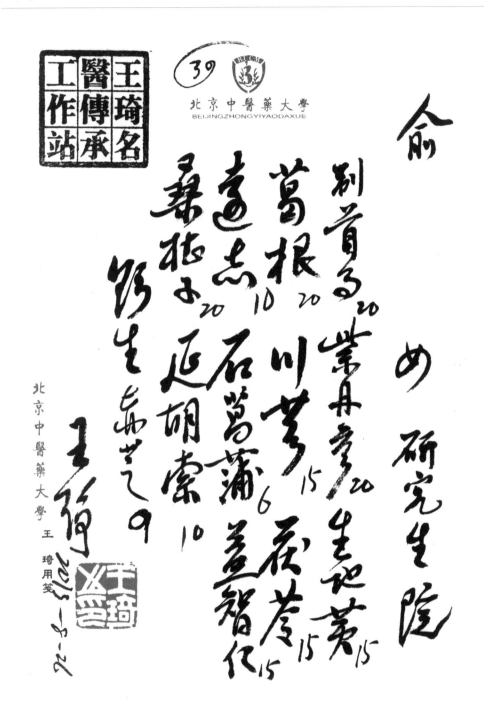

头晕　肝肾不足

俞某，女，研究生院

制首乌 20	紫丹参 20	生地黄 15	葛根 20
川芎 15	茯苓 15	远志 10	石菖蒲 6
益智仁 15	桑椹子 20	延胡索 10	野生赤芝 9
			30 服

2015 年 8 月 26 日

按：该患者为肝血不足，肾阴亏虚，水不涵木导致的头晕，王琦教授以补肾养血之品为主，配用菖蒲、远志化痰开窍，再配用葛根、川芎舒筋活络，改善颈项及脑部供血。诸药配用，头晕得到控制。

杨　　女　45　北京朝阳

素体阳虚，中焦虚寒，症见畏寒双膝

及足皆冷，遇室则减，所虑血瘀，症见

焦虑脑鸣失眠咽中异物，经少血块舌紫

纤维瘤，拟方温阳散寒，疏肝理气，化瘀

通络，兼以潜镇。

桂枝15　白芍10　炙甘草6　生姜10　红枣10

柴胡15　枳壳10　川芎30　制附片10　丹参30　延胡索15

灯盏花30　蔓荆子30　石菖蒲10

王琦　2015-9-6

脑鸣　焦虑

杨某，女，45岁，北京朝阳

素体阳虚，中焦虚寒，症见畏寒，双膝及足皆冷，遇寒则泻，肝郁血瘀，症见焦虑脑鸣，失眠，咽中异物，经少血块，舌紫，纤维瘤拟方温阳散寒，疏肝理气，化瘀通络，兼以潜镇。

桂枝 15	白芍 10	炙甘草 6	生姜 10
红枣 10	熟附片 15（先煎 1 小时）		柴胡 15
枳壳 10	川芎 30	香附 10	丹参 20
细辛 3	灯盏花 30	蔓荆子 30	石菖蒲 10
延胡索 15	酸枣仁 30		

30 服

2015 年 9 月 19 日

按： 该病人患脑鸣多年，伴焦虑，到处求医疗效不显，王琦教授看此患者阳虚体质，遇寒则加重病情，采用桂枝加附子汤，调其根本。然而患者情绪不遂，失眠，咽部异物感，月经量少，此属于气滞血郁证，与脑鸣的轻重相关联，故合用柴胡疏肝散加丹参，疏肝解郁，行气活血。脑鸣病变部位在脑，用蔓荆子、石菖蒲、细辛引药入络于脑，灯盏花祛风通络，促进脑部供血。诸药配用，辨体 – 辨病 – 辨证相结合，改善顽固性脑鸣。

四、循环系统疾病

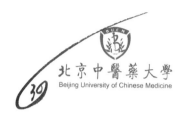

女 五七岁 花家地

频发心动过速，心电图示轻微 ST-T 波异常，
动态心电偶见多源房性期前收缩，偶见
成对及二联律，阵发性房性心动过速；超
声心动图主动脉反流（轻度）。考投丹
参饮、炙甘草汤、多麦饮合方加味，心
动过速次数减少，程度减轻，属心
悸怔忡范围，用自拟方药汤加味
以桂枝15 炙甘草10

苦参15 丹参15 紫石英20 白附子10 延胡索10
玄参15 麦冬15
麦冬15 元参3.0 紫石英

王琦 二〇〇九.六.二十七

北京中醫藥大學國醫堂中醫醫院處方箋
王琦 用箋

女，57 岁，花家地

频发心动过速，心电图示轻微 ST-T 波异常，动态心电偶见多源房性期前收缩，偶见成对及二联律，阵发性房性心动过速；超声心动图：主动脉反流（轻度），前投丹参饮、炙甘草汤、参麦饮合方加味，心动过速次数减少，程度减轻，属心悸怔忡范围，用自拟五参汤加味。

党参 15	玄参 15	丹参 15	苦参 15
参三七粉 3（冲服）	紫石英 20	白附子 10	延胡索 10
川桂枝 15	炙甘草 10		

30 服

2009 年 6 月 27 日

按： 紫石英是王琦教授治疗心悸常用药，《本草经集注》云其"主治心腹，咳逆邪气……补心气不足，定惊悸，安魂魄"，为镇重之剂，具有镇心、定惊悸的功效。但需要注意的是，现代研究发现紫石英含氟化钙，多服用则对骨、牙齿及肾、心、甲状腺等有损害，故服用时间和用量要掌握好。五参汤中苦参含有苦参碱、苦参黄铜，具有增强心肌收缩力、减慢心率及抗心律失常作用，王琦教授在治疗心动过速时多用此药。

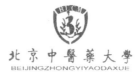

书陈先生，形质偏瘦，枢痹夹虚，时有胃胀、心律不齐，半年来恒以呼吸氧改善呼吸，面部微浮，体重渐减，乃功氧阴两亏，津液稽留失司，拟方益气浮，津液稽师失司，养阴兼以消浮。

先生 七十有三

山萸肉 20
菰叶 15
法半夏 10
百合
生晒参 10
生黄芪 20
茯苓 15
泽泻 15
冬凌草
熟地 15
山黄 15
丹皮 10
夏枯草 20
30

二〇一三年中医药学王琦用笺

心衰　气阴两虚

某先生，七十有三

书陈：先生形偏瘦，夜寐欠安，时有胸闷，心律不齐，年来恒以吸氧改善呼吸，面部微浮，体重渐减，乃为气阴两虚，津液输布失司，拟方益气养阴兼以消浮。

生晒参 10	生黄芪 20	熟地 15	山萸 15
山药 20	茯苓 15	猪苓 15	泽泻 20
丹皮 10	夏枯草 20	苏叶 15	法半夏 10
百合 15	冬瓜皮 30		

21 服

2012 年 5 月 22 日

按：该患者患心力衰竭，气阴两虚证，王琦教授用参芪地黄汤益气养阴，补先天肾之水，益后天脾胃之气，补而不滞，兼能利水；配用交合安魂汤，调理阴阳。诸药配用，补五脏，调阴阳，心肾得交，水饮之邪得去，患者症状得到改善。

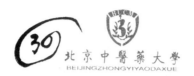

北京中醫藥大學
BEIJINGZHONGYIYAODAXUE

葛根 20
槐角 20
竹茹 30
丹参 15
以草 12
瓜蒌 20
薤白 15
砂仁 6
桔梗 9
延胡索 10

60 吉中香新地

北京中醫藥大學王琦用笺

二〇一〇年元月六

王琦

冠心病　高血压

60 岁，吉尔吉斯斯坦

葛根 20	槐角 20	竹茹 30	丹参 15
川芎 12	瓜蒌 20	薤白 15	砂仁（后）6
檀香 9	延胡索 10		

30 服

2014 年 1 月 6 日

按：胸痹心痛的主要病机为血瘀痰浊，痹阻心脉。王琦教授治疗本病常配用丹参饮合瓜蒌薤白半夏汤，化痰祛瘀，通脉止痛，每获良效。方中丹参、葛根能扩张冠状动脉，改善心肌供氧，是治疗冠心病的专药。

五、内分泌系统疾病

北京中醫藥大學
BEIJINGZHONGYIYAODAXUE

苏 男 54 越南

体形中等，纳便正常，近查
空腹血糖增高，有糖尿病家族
史，脉滑，苔根微腻苔黄

桑椹子 20   鸡内金 10   乌梅 20
黄连 10   杏仁 12   怀山药 15
生黄芪 20   制苍术 15   牛蒡子 15

王琦

二〇一二年 〇月 十三日

北京中醫藥大學王琦用箋

苏某，男，54岁，越南

体形中等，纳便正常，近查空腹血糖增高，有糖尿病家族史，脉弦，苔根微腻薄黄。

桑椹子 20	鸡内金 10	乌梅 20	黄连 10
杏仁 12	怀山药 15	生黄芪 20	制苍术 15
牛蒡子 15			

30 服

2011 年 4 月 12 日

按：王琦教授治疗糖尿病常用黄连。根据《千金要方》"止渴黄连丸"、《本事方》"三痟丸"及王旭高医案中皆以黄连治消渴的经验，黄连可作为专药治疗 2 型糖尿病。需要注意的是黄连用量不宜过大，否则苦寒化燥伤正，糖尿病的阴虚燥热证会加重。乌梅生津止渴，与黄连相配即连梅饮之意，有酸苦泄热之效，也防止化燥伤正。

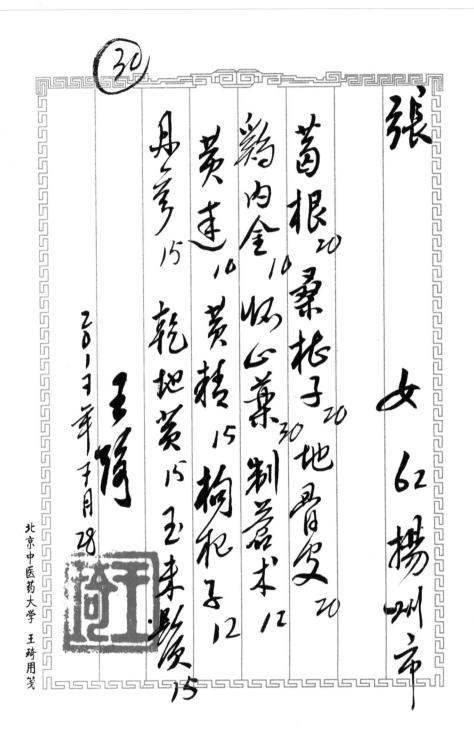

㉚

张　　女　62　扬州市

葛根 20　桑枝 20　地骨皮 20
鸡内金 10　怀山药 30　制苍术 12
黄连 10　黄精 15　枸杞子 12
丹参 15　干地黄 15　玉米须 15

2013年7月28

王琦

北京中医药大学　王琦用笺

张某，女，62岁，扬州

葛根 20	桑椹子 20	地骨皮 20	鸡内金 10
怀山药 30	制苍术 12	黄连 10	黄精 15
枸杞子 12	丹参 15	干地黄 15	玉米须 15
			30 服

2017 年 7 月 28 日

按：该病人体形偏胖，饮食不节，脾胃运化失职，水谷精微不归正化，反聚为痰湿，痰湿阻滞气化，阴液生成困难，阴虚内热，导致本病。故王琦教授治疗糖尿病重视调理痰湿体质，改善脾胃功能。方中鸡内金收敛水谷精微，是治疗糖尿病要药。《医学衷中参西录》中记载："鸡内金，鸡之脾胃也，为健脾胃之妙品，脾胃健壮，益能运化药力以消积也。"脾胃健运，精微化为气血，是治疗糖尿病的基础。

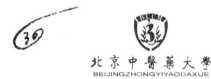

释　男　43　越南

右侧甲状腺漫肿，顶地稍硬，呈索状，未摸及结节，舌肌颞左痛，而时半年余，因腰椎间盘突生，行支架术三年，活动小受限，但久坐久行腰部不适，面微暗，舌顶稍紫，脉弦，拟方补肾壮腰熏软坐散结为治，

桑寄生20　桔梗10　秦艽10　防风10　细辛3
川芎10　当归12　桂枝6　羌活10
杜仲20　川牛膝12　甘草6　夏枯草20
皂刺20　怡山甲12　蒲黄20

王琦甪笺
29
2011

单纯性甲状腺肿大　腰椎键盘突出

释某，男，43岁，越南

右侧甲状腺漫肿，质地稍硬，呈索状，未摸及结节，无明显压痛，历时年余，因腰椎间盘突出，行支架术三年，活动不受限，但久坐久行腰部不适，面微暗，舌质稍紫，脉弦。拟方补肾壮腰兼软坚散结为治。

桑寄生 20	独活 10	秦艽 10	防风 10
细辛 3	川芎 10	当归 10	干地黄 10
桂枝 10	茯苓 10	杜仲 12	川牛膝 12
党参 10	甘草 6	夏枯草 20	皂刺 20
炮山甲 10	蒲公英 20		

30 服

2011 年 3 月 29 日

按：该病人面暗、舌紫暗，为血瘀体质。气血不畅，不通则痛，容易出现痛症；气滞血瘀，痰瘀互结，容易出现结节肿块。王琦教授用独活寄生汤配用化痰散结通络之品，补肝肾，祛风除湿，活血通络，化痰散结，攻补兼施，标本同治，腰痛及甲状腺肿均能得到控制。

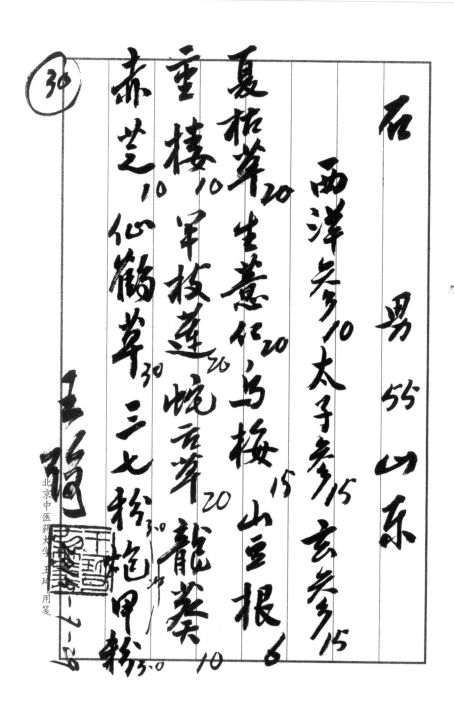

石　　男　55　山东

西洋参10　太子参15　玄参15

夏枯草20　生薏仁20　乌梅15　山豆根6

重楼10　平枝莲20　莞云草20　龙葵10

赤芝10　仙鹤草30　三七粉3.0　炮甲粉3.0

王琦

北京中医药大学 王琦 用笺

石某，男，55岁，山东

西洋参 10	太子参 15	玄参 15	夏枯草 20
生薏仁 20	乌梅 15	山豆根 6	重楼 10
半枝莲 20	蛇舌草 20	龙葵 10	赤芝 10
仙鹤草 30	三七粉 3（冲）	炮甲粉 3（冲）	

30 服

2015 年 7 月 29 日

按： 癌症属于本虚标实，痰、湿、瘀、火、毒凝结成岩，故王琦教授在扶正（西洋参、太子参、赤芝、仙鹤草，气阴双补）的基础上，配用化痰散结、清热解毒、活血化瘀之品，其中重楼、半枝莲、龙葵、白花蛇舌草、生薏苡仁为常用抗肿瘤中药。

六、杂病

黄　　女 70　社科院

外有风寒相袭为痹著痛，

内因中阳失运脘胀便秘，复有

臺火上炎牙龈肿胀苔薄微

腻賦脉沉数弦拟方和营立温

中阳缓图渐进

以桂枝 10 白芍 10 炙甘草 6 干生姜 6 黄芩 10

红枣 10 法半夏 10 黄连 9 熟附片 10 威灵

党参 12 炒白朮 10

北京中醫藥大學 王琦阅笺

2013-6-25

痹症　上热下寒

黄某，女，70岁，社科院

外有风寒相袭，为痹为痛，内因中阳失运，脘胀便秘，复有虚火上炎，牙龈肿胀，苔薄微腻，脉沉微弦。拟方和营卫温中阳缓图渐进。

川桂枝 10	白芍 10	炙甘草 6	生姜 6
干姜 6	红枣 10	法半夏 10	黄连 9
黄芩 10	党参 12	炒白术 10	熟附片 10（先煎）
威灵仙 10			

21 服

2013 年 6 月 25 日

按：风、寒、湿三气杂至合而为痹，王琦教授用桂枝汤调和营卫，风寒之邪从汗而出。配用半夏泻心汤，则辛开苦降，和胃降逆，为内有湿热，上热下寒而设。配白术、附子则温中散寒，防黄连、黄芩苦寒太过，又能祛湿（麻黄加术汤）、温通（桂枝附子汤），改善痹证之意。

周　女　74

当归 12　茜草 15　虎杖 12
忍冬藤 20　络石藤 15　西秦艽 10
地龙 9　蜈蚣 2条　鸡血藤 15
威灵仙 15 ㉚

王琦

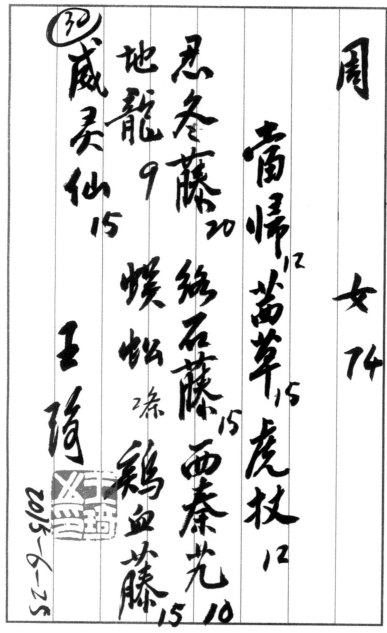

2015-6-25

周某，女，74 岁

当归 12	茜草 15	虎杖 12	忍冬藤 20
络石藤 15	西秦艽 10	地龙 9	蜈蚣 2 条
鸡血藤 15	威灵仙 15		

30 服

2015 年 6 月 25 日

按： 该患者之痹证与上例明显不同，其关节红肿、挛急疼痛明显，故王琦教授拟方以养血活血、清热舒筋、通络止痛中药配伍。

江　　女　引青岛

熟地黄 30 鹿角胶 10 白芥子 10

吴麻黄 9 白芷 10 制菖术 10

当归 15 川芎 10 白芍 10 乌梢蛇 10

川牛膝 12 木瓜 10 姜黄 10 桂枝 10

候帜一条 威灵仙 15 淫羊藿 12

王琦

二〇一八

北京中医药大学 王琦用笺

江某，女，31 岁，青岛

熟地黄 30	鹿角胶 10	白芥子 10	炙麻黄 9
白芷 10	制苍术 10	当归 15	川芎 10
白芍 10	乌梢蛇 10	川牛膝 12	木瓜 10
姜黄 10	桑枝 10	蜈蚣 1 条	威灵仙 15
淫羊藿 12			

30 服

2018 年 11 月 12 日

按： 本方由阳和汤加减而成。阳和汤出自《外科证治全生集》，原为治阴疽之阳虚寒凝，血滞痰阻证。王琦教授常用此方治疗慢性关节病，血虚寒盛之证，因患者关节疼痛拘挛较重，故加用搜风活络舒筋之品。

㉚

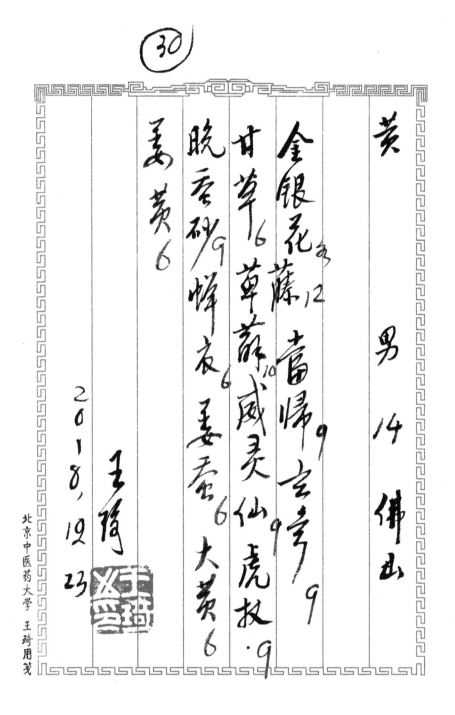

黄　　男　14　佛山

金银花藤12　当归9　当归9

甘草₆　草蒜₁₀　威灵仙₉　虎杖·9

晚蚕砂₉　蝉衣₆　姜黄₆　大黄₆

姜黄₆

王琦

2018，12，23

黄某，男，14 岁，佛山

金银花藤各 12	当归 9	玄参 9	甘草 6
萆薢 10	威灵仙 9	虎杖 9	晚蚕砂（沙）9
蝉衣（蜕）6	僵蚕 6	大黄 6	姜黄 6

30 服

2018 年 12 月 23 日

按：该病人患急性泌尿系感染导致小便不利、发热，王琦教授对炎症性高热常用四妙勇安汤合升降散治疗，常可快速退热并且使炎症指标恢复正常。

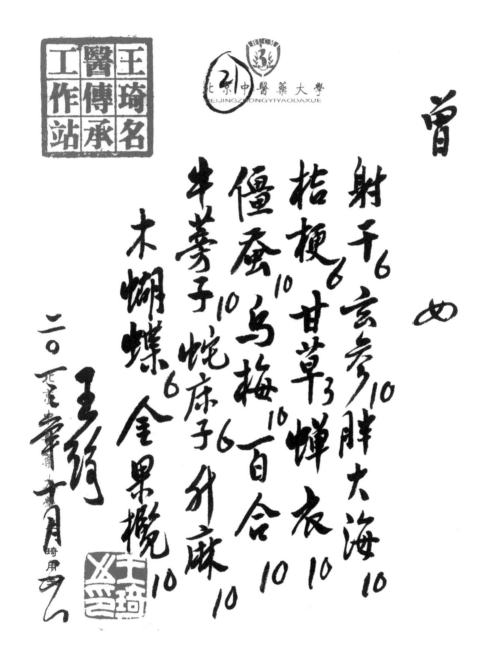

曾丬

射干6 玄参10 胖大海10

桔梗6 甘草3 蝉衣10

僵蚕10 乌梅10 百合10 升麻10

牛蒡子10 蛇床子6

木蝴蝶6 金果榄10

二〇一五年十一月

王琦

曾某，女

射干 6	玄参 10	胖大海 10	桔梗 6
甘草 3	蝉衣 10	僵蚕 10	乌梅 10
百合 10	牛蒡子 10	蛇床子 6	升麻 10
木蝴蝶 6	金果榄 10		

21 服

2013 年 10 月 5 日

按： 该患者用嗓过多，患慢性咽炎多年，且有过敏体质，时有咽痒干咳，王琦教授拟方以养阴清热、利咽解毒、脱敏止咳，辨体 – 辨病结合运用。

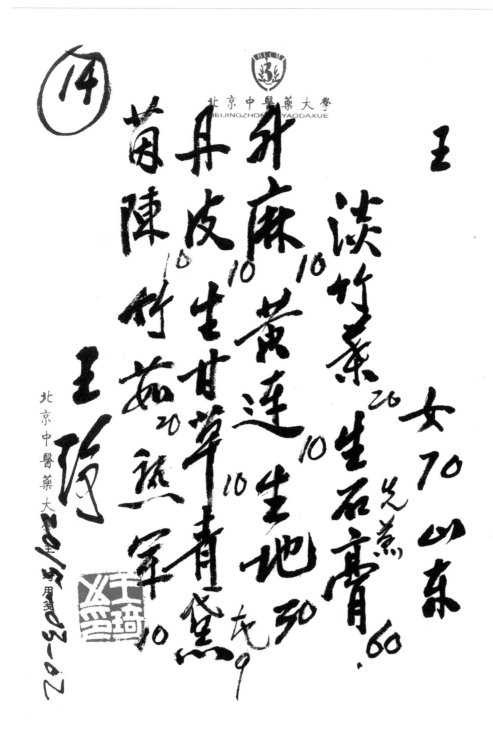

王　女 70　山东

淡竹叶 20　生石膏 60 先煎

升麻 10　黄连 10　生地 30

丹皮 10　生甘草 10　青黛 9 包煎

苡陈 10　竹茹 20　蕴军 10

北京中医药大学

北京中医药大学王琦用笺 03-07

王某，女，70岁，山东

淡竹叶 20	生石膏 60（先）	升麻 10	黄连 10
生地 30	丹皮 10	生甘草 10	青黛 9（布）
茵陈 10	竹茹 20	熟军（熟大黄）10	

14 服

2015 年 3 月 2 日

按：该患者反复口腔溃疡，经常发热、怕热、便秘，中西药治疗均无改善。王琦教授采用竹叶石膏汤、清胃散合大黄黄连泻心汤，清泄胃热，患者年纪虽大，但内火重，体质较壮实，故药量偏重。

30付

萧　女　湖南岳帝

内服方

当归15　赤芍10　川芎10　丹参15　红花10

割首乌15　旱莲草20　稽豆衣30　菟丝子20

防风10　桑白皮15　刺蒺藜10　生甘草10

白芷10　老葱10　生姜9　红枣9

外用方

补骨脂60　菟丝子20　乌梅20　白芷15　穿山甲10

骨碎补20　威灵仙15　白附子20

白酒浸泡十天外尘患处

北京中医药大学　王琦用笺

萧某，女，湖南炎帝

内服方

当归 15	赤芍 10	川芎 10	丹参 15
红花 10	制首乌 15	旱莲草 20	穞豆衣 30
菟丝子 20	防风 10	桑白皮 15	刺蒺藜 10
生甘草 10	白芷 10	老葱 10	生姜 9
红枣 9			

30 付（服）

外用方

补骨脂 60	菟丝子 20	乌梅 20	白芷 15
穿山甲 10	骨碎补 20	威灵仙 15	白附子 20

白酒浸泡十天外涂患处。

2016 年 9 月 25 日

按：此为白癜风患者，王琦教授认为此为血虚血燥生风，拟方以养血祛风，中药内外合用，皮损部位逐渐改善。据病理学检查，白斑部分表皮明显缺乏黑色素细胞和黑色素颗粒。穞豆衣，即黑豆衣，有养血平肝之功，又因其色黑，又为外皮，取类比象，加入方中，以期起到促进黑色素生成的作用。

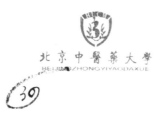

北京中医药大学
BEIJING ZHONGYIYAODAXUE
30

田 女 11岁 本市

伴之瘦身高 1.33 纳食欲欠佳

晚有遗尿脾肾两虚拟方健

脾益气补肾缩尿

党参6 白术6 白扁豆6 陈皮3

山药10 莲子6 砂仁2 薏仁6

茯苓6 炙甘草3 桔梗3 杜仲6

补骨脂6 鸡内金6 麻黄3

杏仁6 石膏10

上药捣碎煎煮半小时，取药
液200ml 如此三次，得药液共约
600ml 再浓缩至300ml 即加入蜂蜜30ml
糖少许，每次
100ml 一日三次，口服

北京中医药大学用 王琦处方笺

田某，女，11 岁

体瘦，身高 1.33m，食欲欠佳，晚有遗尿，脾肾两虚，拟方健脾益气补肾缩尿。

党参 6	白术 6	白扁豆 6	陈皮 3
山药 10	莲子 6	砂仁 2（后）	薏仁 6
茯苓 6	炙甘草 3	桔梗 3	杜仲 6
补骨脂 6	鸡内金 6	炙麻黄 3	杏仁 6
石膏 10			

30 服

上药捣碎煎煮半小时，取药液 200cc，为此三次，得药液共约 600cc，再浓缩至 300cc，加入蜂蜜 30mL，糖少许，每次 100cc，一日三次，口服。

2011 年 5 月 17 日

按： 王琦教授治疗小儿遗尿常配用麻杏石甘汤，疗效甚佳。小儿膀胱不约为遗溺，肺为水之上源，通调水道，下输膀胱，若肺热内盛，则影响膀胱藏津液的功能。故治疗以麻杏石甘汤，清肺热以清膀胱上源，补肺气、固肾气，以治其根本。小儿脾常不足，肾常虚，王琦教授采用参苓白术散配杜仲、补骨脂，起到健脾益气、补肾缩尿之功。

七、男科疾病

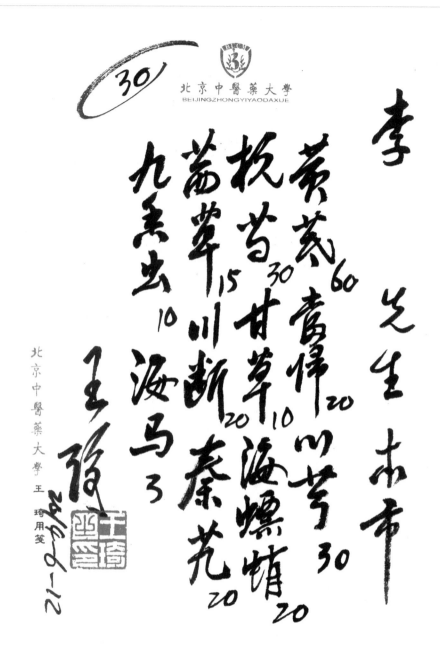

北京中醫藥大學
BEIJINGZHONGYIYAODAXUE

李 先生 亦亦

黄芪 60 壹帰 20 川芎 30

杭芍 30 甘草 10 海螵蛸 20

蕳草 15 川断 20 秦艽 20

九香虫 10 海马 3

北京中醫藥大學 王琦用笺

王琦
2016-8-12

李某，男，本市

黄芪 60	当归 20	川芎 30	杭芍 30
甘草 10	海螵蛸 20	茜草 15	川断 20
秦艽 20	九香虫 10	海马 3	

30 服

2014 年 6 月 12 日

按：该患者患静脉性阳痿，因阴茎静脉受压后关闭不全，导致海绵体里血液不能保持充盈，引起的严重勃起功能障碍。王琦教授重用当归补血汤（黄芪、当归）益气摄血，配用川芎、白芍养血活血增强疗效。再用四乌鲗骨一藘茹丸（海螵蛸、茜草）活血止血，为血证常用处方，秦艽活血祛湿，利小便，九香虫配海马，补肾益阳通络。诸药配用，益气摄血，补肾养血通络，以助兴阳。

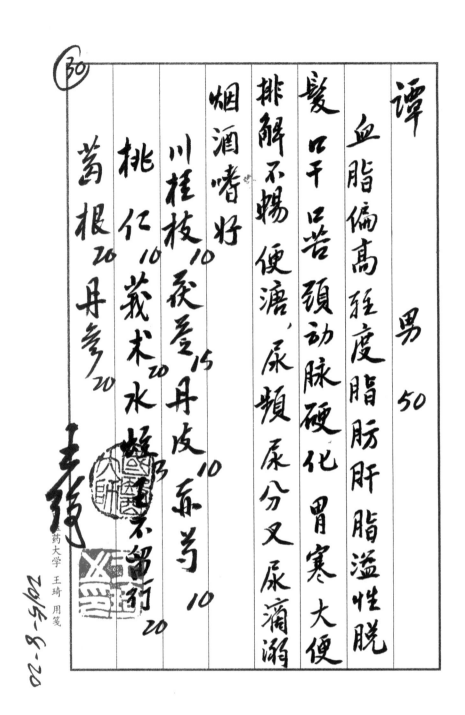

谭 男 50

血脂偏高 轻度脂肪肝 脂溢性脱
髮 口干口苦 颈动脉硬化 胃寒 大便
排解不畅 便溏，尿频 尿分叉 尿滴溺
烟酒嗜好

川桂枝 10 莪术 15 丹皮 10 芎 10
桃仁 10 莪术 20 水蛭 3 郁金 20
茜根 20 丹参 20

王琦

中药大学 王琦 用笺

02-8-5/20

前列腺增生　伴血脂异常、颈动脉硬化

谭某，男，50 岁

血脂偏高，轻度脂肪肝，脂溢性脱发，口干，口苦，颈动脉硬化，胃寒，大便排解不畅，便溏，尿频，尿分叉，尿滴溺，烟酒嗜好。

川桂枝 10	茯苓 15	丹皮 10	赤芍 10
桃仁 10	莪术 20	水蛭 3	王不留行 20
葛根 20	丹参 20		

30 服

2015 年 8 月 20 日

按：前列腺增生会导致后尿道受压变形、狭窄，尿道阻力增加，而出现尿等待、尿频、尿分叉、尿后余沥等症状。该病人已到肾气亏虚之年，又有痰瘀阻滞下焦，逐渐形成前列腺增生。王琦教授采用桂枝茯苓丸，温通、化痰、祛瘀，再加强活血化瘀通络的莪术、水蛭、王不留行等药治疗本病，为临床常用效方。

苏　男　53

有高血压史　咽敏痰多　左胸隐痛

夜寐　呼吸暂仃　口角流涎　脂肪肝

时有头晕　恒有胃痛　矢气频多

查有前列腺增生钙化　尿滴溺少

腰痛阴囊潮湿　肌酐150　既往有关

㉚　节痛君麻疼　化痰利湿消瘀散结

白薇竹茹 30　象贝 15　法半夏 20

莱菔子 20　橘皮 10　威灵仙 15　苍术 20　夏枯草

黄柏 10

前列腺增生　痰湿体质

苏某，男，53岁

有高血压史，咽部痰多，左胸隐痛，夜寐呼吸暂停，口角流涎，脂肪肝，时有头晕，恒有胃痛，矢气频多，查有前列腺增生钙化，尿滴沥，少腹痛，阴囊潮湿，体重150（市斤），既往有关节痛、荨麻疹。

化瘀利湿，消癥散结。

白薇 15	竹茹 30	象贝 15	法半夏 10
陈皮 20	桔梗 10	莱菔子 20	椒目 10
威灵仙 15	莪术 20	夏枯草 20	制苍术 20
黄柏 10			

30 服

2015 年 8 月 20 日

按：体质是疾病发生发展的土壤，该病人患前列腺增生钙化，并且有高血压心脏病及慢性胃炎，王琦教授从体质着手，调理患者的痰湿体质，再加活血散结之品，体病同调。

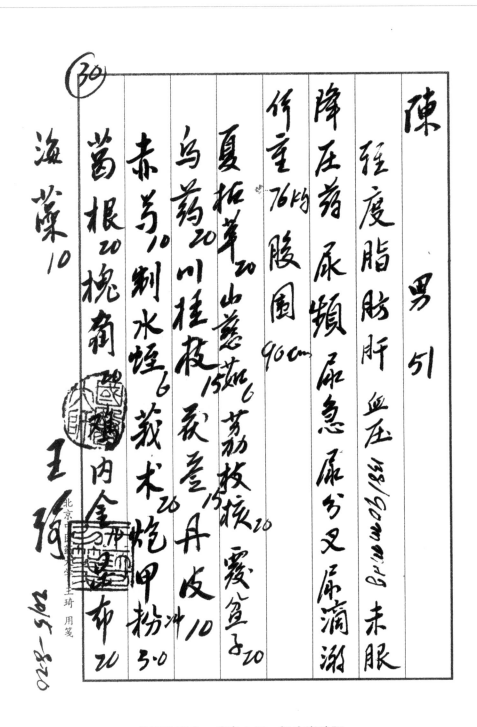

陈 男 51

轻度脂肪肝 血压 138/90mmHg 未服

降压药 尿频 尿急 尿分叉 尿滴沥

体重 76kg 腹围 90cm

夏枯草20 山慈菇6 荔枝核20 覆盆子20

乌药20 川桂枝15 莪蓬15 丹皮10

赤芍10 制水蛭6 莪术20 炮甲粉3.0

草根20 槐角 鸡内金 昆布20

海藻10

王琦

北京中医药大学王琦用笺

29/5-8-20

前列腺增生　伴高血压、轻度脂肪肝

陈某，男，51岁

轻度脂肪肝，血压 138/90mmHg，未服降压药，尿频尿急，尿分叉，尿滴溺，体重 76kg，腹围 90cm。

夏枯草 20	山慈菇 6	荔枝核 20	覆盆子 20
乌药 20	川桂枝 15	茯苓 15	丹皮 10
赤芍 10	制水蛭 6	莪术 20	炮甲粉 3（冲）
葛根 20	槐角 20	鸡内金 10	昆布 20
海藻 10			

30 服

2015 年 8 月 20 日

按：该患者患前列腺增生，尿路刺激征及阻塞性症状比较重，急则治其标，此时王琦教授以"治病"为主，"调体质"为辅。方中桂枝茯苓丸活血化瘀消癥，用水蛭、莪术加强活血通络的功能。配用夏枯草、山慈菇、炮甲粉、昆布、海藻等化痰散结之品，与活血药配用达到很强的消癥散结的作用。生殖器为肝经循行部位，配用荔枝核、乌药，引诸药入前列腺。葛根、槐角、鸡内金除了化痰散结功能以外还能扩血管、降血脂，可兼顾高血压的治疗。

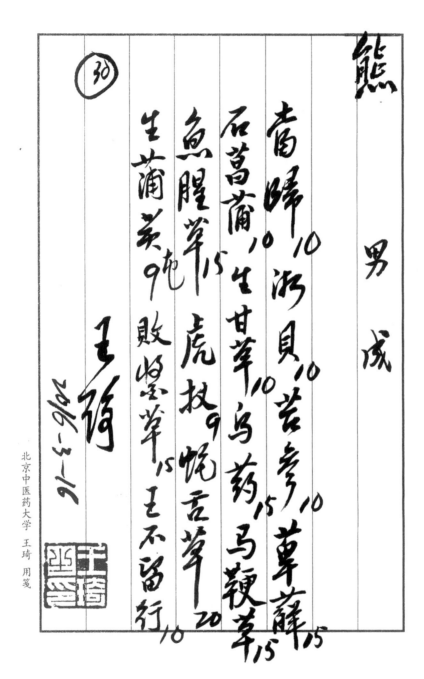

熊　　男　戌

当归 10　浙贝 10　苦参 10　萆薢 15

石菖蒲 10　生甘草 10　乌药 15　马鞭草 15

鱼腥草 15　虎杖 9　忱言草 20

生蒲黄 9　败酱草 15　王不留行 10

王琦

2016-3-16

北京中医药大学　王琦　用笺

慢性前列腺炎　湿热体质

熊某，男

当归 10	浙贝 10	苦参 10	萆薢 15
石菖蒲 10	生甘草 10	乌药 15	马鞭草 15
鱼腥草 15	虎杖 9	蛇舌草 20	生蒲黄 9（包）
败酱草 15	王不留行 10		

30 服

2013 年 3 月 16 日

按： 该患者出现尿频、尿急、尿不尽、尿后白色分泌物流出等尿路刺激征，并且在会阴部、少腹部有疼痛不适感，属于慢性前列腺炎，王琦教授认为其核心病机为湿热瘀浊阻滞下焦。治疗本病常用当归贝母苦参丸清热利湿，活血化瘀，助小便通畅。再配用生蒲黄、萆薢、虎杖、鱼腥草等，围绕清热利湿、解毒化浊、活血通络之法组方。

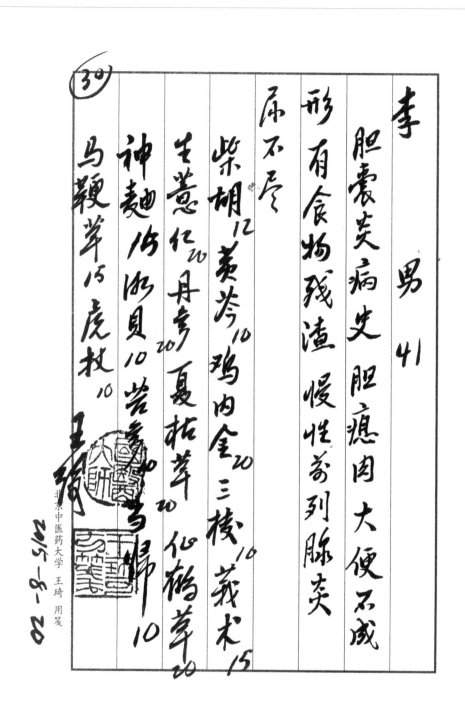

李　男　41

胆囊炎病史　胆瘀肉大便不成
形　有食物残渣　慢性前列腺炎
尿不尽

柴胡12　黄芩10　鸡内金20　三棱10　莪术15
生薏仁20　丹参20　夏枯草10　仙鹤草20
神麴10　浙贝10　苦参10　当归10
马鞭草15　虎杖10

30

北京中医药大学　王琦　用笺

2015-8-20

慢性前列腺炎伴慢性胆囊炎

李某，男，41 岁

胆囊炎病史，胆息肉，大便不成形，有食物残渣，慢性前列腺炎，尿不尽。

柴胡 12	黄芩 10	鸡内金 20	三棱 10
莪术 15	生薏仁 20	丹参 20	夏枯草 20
仙鹤草 20	神曲 15	浙贝 10	苦参 10
当归 10	马鞭草 15	虎杖 10	

30 服

2015 年 8 月 20 日

按：该患者患胆囊炎和前列腺炎，属于湿热体质，痰、瘀、湿、浊阻滞肝胆经，故柴胡、黄芩疏肝利胆，三棱、莪术、丹参、当归活血化瘀，鸡内金、夏枯草、浙贝、生薏苡仁化痰散结，马鞭草、虎杖、苦参解毒通淋化浊。诸药配用，化痰利湿，活血化浊，前列腺炎及胆囊炎同时治疗，疗效满意。

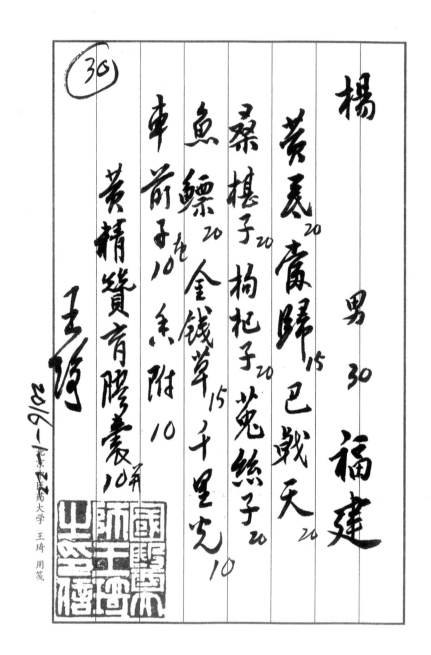

㉚

楊　　男 30　福建

黄芪 20 廣歸 15 巳戟天 20

桑椹子 20 枸杞子 20 菟絲子 20

魚鰾 20 金钱草 15 千里光 10

車前子 10 包 系附 10

黄精赞育膠囊 10开

2016-北京中医药大学 王琦 用笺

少弱精子症

杨某，男，30 岁，福建

黄芪 20	当归 15	巴戟天 20	桑椹子 20
枸杞子 20	菟丝子 20	鱼鳔 20	金钱草 15
千里光 10	车前子 10（布）	香附 10	

30 服

2016 年 1 月 22 日

黄精赞育胶囊 10 瓶

按： 王琦教授认为少弱精症的病机为肾精亏虚，兼有湿、热、瘀、毒、虫等病邪导致。方中桑椹、枸杞子、菟丝子、鱼鳔补肾填精，巴戟天阳中求阴，黄芪、当归益气活血，金钱草、千里光、车前子能清热利湿解毒，能改善湿热毒邪导致的畸形精子。诸药配用，补肾填精，清热利湿解毒，活血化瘀，治疗男性不育。

于　男　山东寿光

患无精子症，查染色体核型 47XXY
（正常为47XY）先天性睾丸发育不全 47XXY
为克氏综合征（发病率为1/8~2/9）

第二性征发育差，拟方促睾生精，
以冀为显微取精适应捕助生殖技
术卵细胞内单精子注射创造条件

生黄芪20　当归20　仙茅20　天花粉20　北枸杞20
桑椹子20　海马10　鹿茸5　血蝎20　枸杞5
生北柿30　黄精蕋育胚囊10　王琦
2017.1.4

于某，男，山东寿光

患无精子症，查染色体核型47XXY（正常为47XY）先天性睾丸发育不全，为克氏综合征（发病率1%～2%），第二性征发育差，拟方促睾生精，以冀为显微取精，通过辅助生殖技术卵细胞内单精子注射创造条件。

生黄芪 20	当归 20	巴戟天 20	菟丝子 20
枸杞子 20	桑椹子 20	海马 10	鹿茸 3
鱼鳔 20	水蛭 3	生牡蛎 30	

30付（服）

黄精赞育胶囊 10 瓶

2017 年 1 月 4 日

按：该患者患无精子症，属于先天遗传缺陷，肾为先天之本，肾气盛则天癸至，故以补肾填精为主治疗。其中，鱼鳔补肾益精，王琦教授常以其替代紫河车治疗精子异常诸疾。

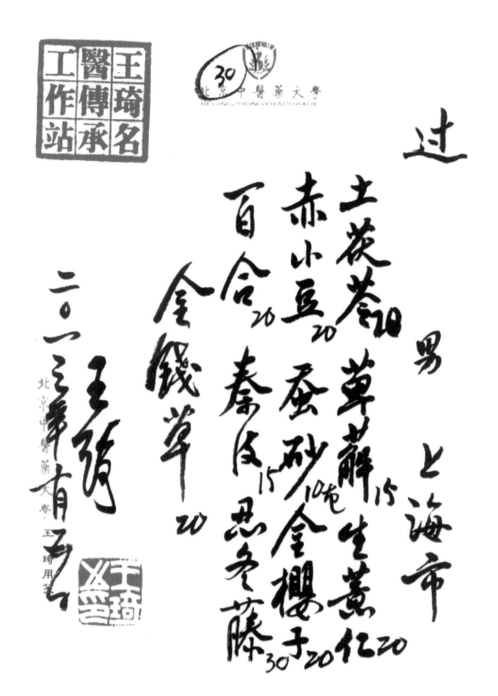

过

男 上海市

土茯苓20 草薢15 生薏苡仁20

赤小豆20 蚕砂10包 金樱子20 仁20

百合20 秦皮15 忍冬藤30

金钱草20

二〇一三年有子

过某，男，上海市

土茯苓 20	萆薢 15	生薏仁 20	赤小豆 20
蚕砂（沙）10（包）	金樱子 20	百合 20	
秦皮 15	忍冬藤 30	金钱草 20	

30 服

2013 年 10 月 5 日

按：畸形精子多是由于湿热毒邪损伤精子所致，故王琦教授治疗畸形精子症常配用土茯苓、蚕沙、金钱草、千里光等药物，清热解毒利湿，改善精子质量。

八、妇科疾病

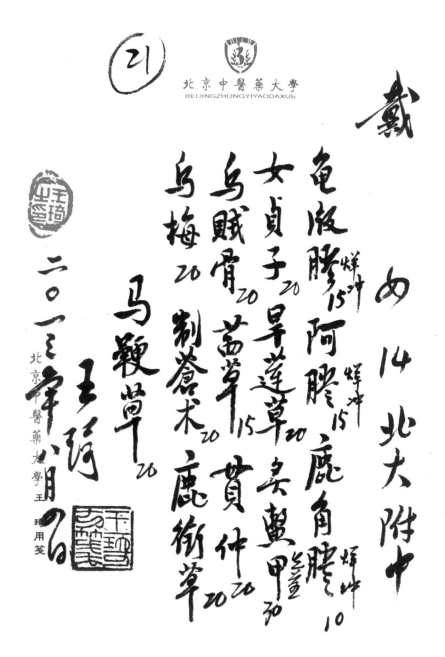

北京中醫藥大學
BEIJINGZHONGYIYAODAXUE

戴 女 14 北大附中

龟版膠 烊冲 15 阿膠 烊冲 15 鹿角膠 烊冲 10

女贞子 20 旱莲草 20 炙鱉甲 先煎 30

乌賊骨 20 茜草 15 貫仲 20

乌梅 20 制蒼术 20 鹿衔草 20

马鞭草 20

二〇一三年八月

崩漏　血虚

戴某，女，14 岁，北大附中

龟板胶 15（烊冲）	阿胶 15（烊冲）	鹿角胶 10（烊冲）	女贞子 20
旱莲草 20	炙鳖甲 30（先）	乌贼骨 20	茜草 15
贯众 20	乌梅 20	制苍术 20	鹿衔草 20
马鞭草 20			

21 服

2013 年 8 月 4 日

按：贯众多被用于清热解毒杀虫，而临床疏于止血治崩。但《本草正义》有云："贯众，苦寒沉降之质，故主邪而能止血，并治血痢下血，甚有捷效。"故王琦教授常以贯众止血；另外，王琦教授治疗崩漏时常配用乌贼骨、茜草（四乌鲗骨一蕙茹丸），达到止血而不留瘀之目的。

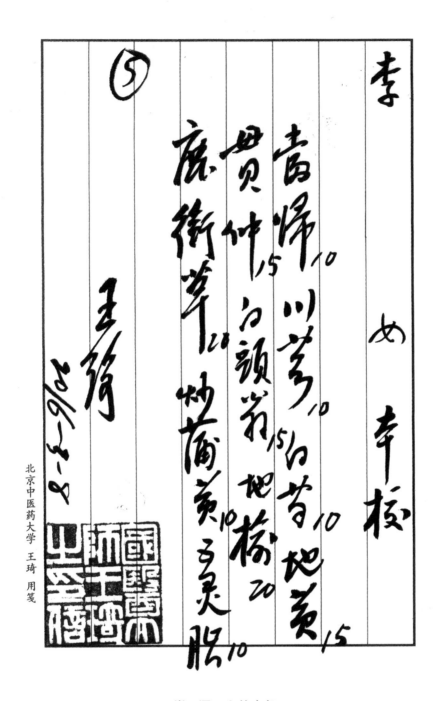

李 女 专校

⑤

当归 10 川芎 10 白芍 地黄 15
贯仲 15 白头翁 15 地榆 20
鹿衔草 20 炒蒲黄 10 灵脂 10

王琦 2016-8-7

崩　漏　血热内郁

李某，女，本校

当归 10	川芎 10	白芍 10	地黄 15
贯仲 15	白头翁 15	地榆 20	鹿衔草 20
炒蒲黄 10	五灵脂 10		

5 服

2016 年 3 月 8 日

按： 该患者子宫内膜增厚，月经淋漓不尽，血热内郁，王琦教授采用四物汤养血活血的基础上，酌加贯众、白头翁、地榆、鹿衔草清热凉血止血。诸药配合，养血止血，攻补兼施，寒温并用。

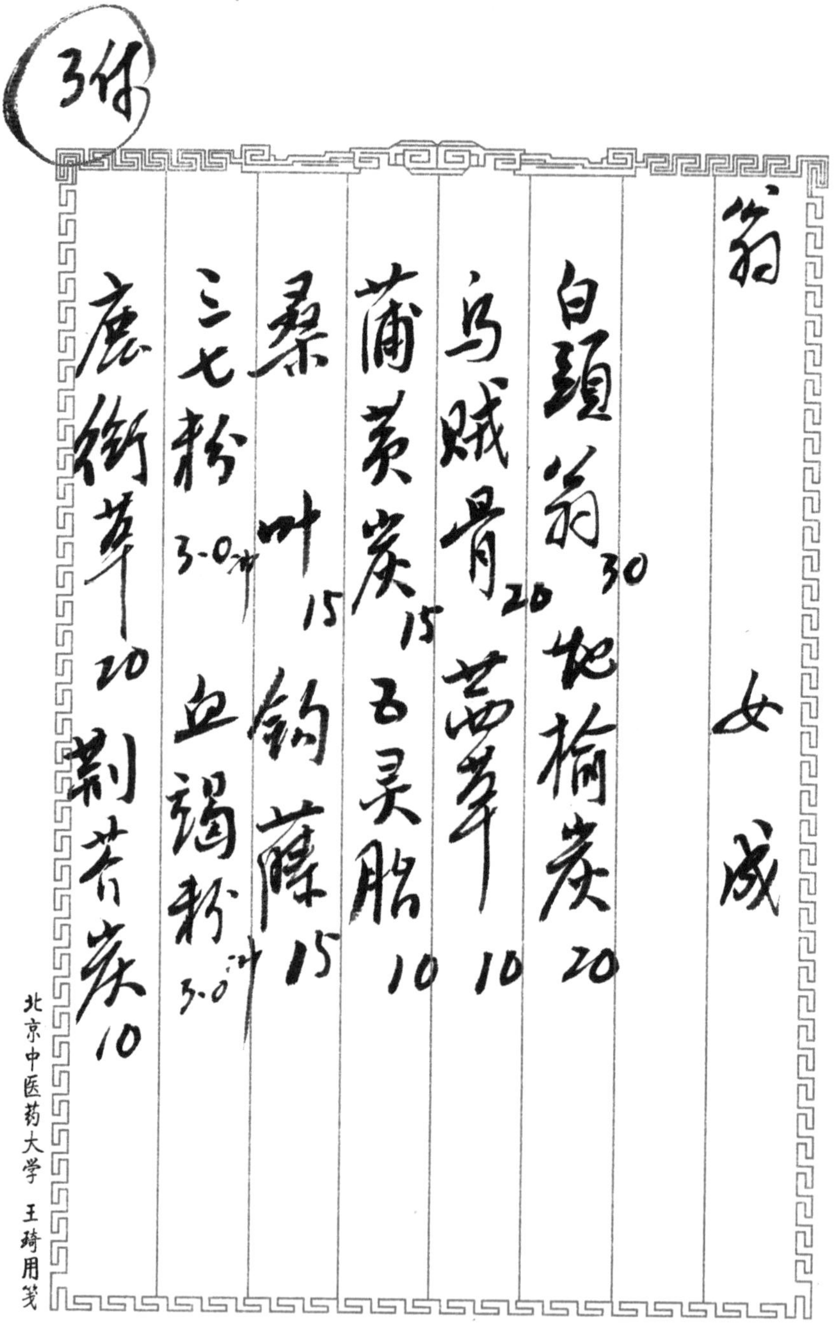

3付

翁女 成

白頭翁 30　地榆炭 20

乌贼骨 20　茜草 10

蒲黄炭 15　五灵脂 10

桑叶 15　钩藤 15

三七粉 3.0冲　血竭粉 3.0冲

鹿衔草 20　荆芥炭 10

北京中医药大学　王琦用笺

崩漏（子宫内膜增厚）　月经不调

翁某，女，成人

白头翁 30	地榆炭 20	乌贼骨 20	茜草 10
蒲黄炭 15	五灵脂 10	桑叶 15	钩藤 15
三七粉 3（冲）	血竭粉 5（冲）	鹿衔草 20	荆芥炭 10

按：本患者子宫内膜增厚，月经数月一行与崩漏交替出现。西医针对症状予口服黄体酮促进月经来潮，来潮后月经量大，行经期长，再行刮宫处理，患者深受其苦。服用本方时，患者正值崩漏期，王琦教授活血与止血同用。其中四乌贼骨一蘆茹丸，原方治血枯病，月事渐少以至闭经，临床多用于月经过多崩漏，方中乌贼骨是收敛止血的，而茜草活血通经，一涩一行互相配伍，蕴含奥义。

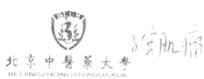

子宫肌瘤

30

何 女 成 磨铁图书

桂枝 10 赤芍 10 桃仁 10 丹皮 10

鸡内金 10 莪术 15 山萸 20 炙鳖甲 20

炮山甲 6 生牡蛎 20 皂刺 20 鬼箭羽 15

炙水蛭 10 生麦芽 30

二〇二二年二月廿日 王琦

何某，女，成，磨铁图书

桂枝 10	赤芍 10	桃仁 10	丹皮 10
鸡内金 10	莪术 15	山药 20	制鳖甲 20
炮山甲 6	生牡蛎 20（先煎）	皂刺 20	鬼箭羽 15
制水蛭 10	生麦芽 30		

30 服

2011 年 5 月 20 日

按： 王琦教授认为子宫肌瘤患者多为血瘀之体，治疗多采用桂枝茯苓丸活血化瘀消癥，再配鬼箭羽、莪术、水蛭破血逐瘀之功，加软坚散结通络之品，如鳖甲、炮山甲、生牡蛎、皂角刺。全方活血化瘀，散结通络，调其根本。

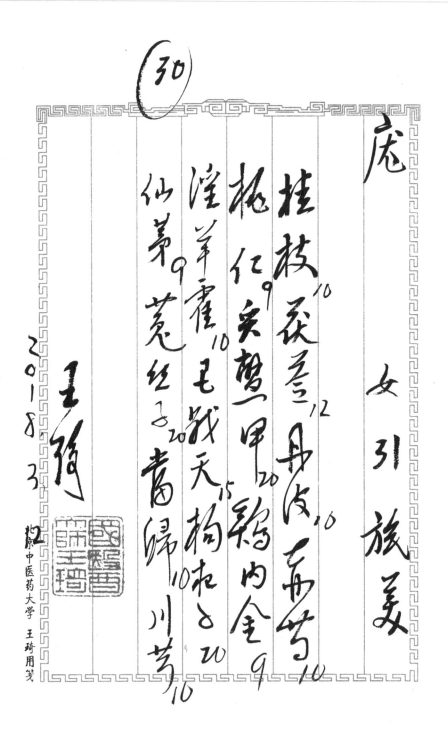

（30）

庞　　女　引　旅美

桂枝发芸三 丹皮 赤芍[10]

枳仁[9] 炙鳖甲[20] 鸡内金[9]

淫羊藿[10] 毛茜天榈花[8][20]

仙茅[9] 菟丝子[20] 当归 川芎[10]

2018 3

王琦

北京中医药大学　王琦用笺

庞某，女，31 岁，旅美

桂枝 10	茯苓 12	丹皮 10	赤芍 10
桃仁 9	炙鳖甲 20	鸡内金 9	淫羊藿 10
巴戟天 15	枸杞子 20	仙茅 9	菟丝子 20
当归 10	川芎 10		

30 服

2018 年 3 月 12 日

按： 子宫肌瘤以血瘀体质为本，痰瘀互结于胞宫为其病机，但此病人腰酸、下肢软、尺脉弱，肾虚证明显，故活血化瘀散结的基础上，加用补肾养血填精之品，如淫羊藿、巴戟天、枸杞子、仙茅、菟丝子、当归、川芎，辨体－辨病－辨证相结合，治疗全面，疗效确切。

㉚

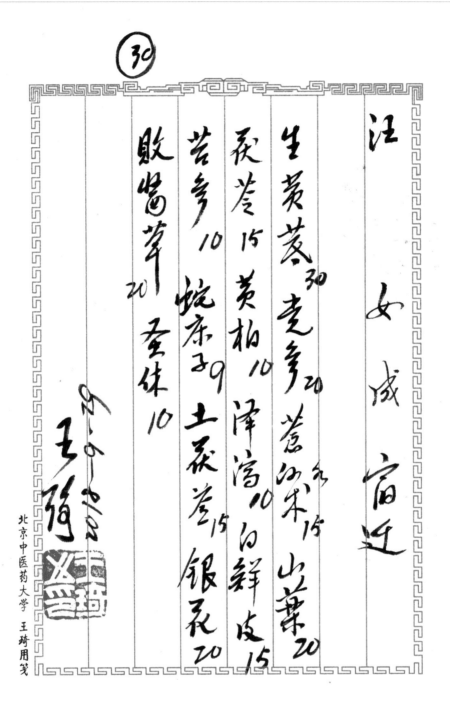

汪　女　成　宿迁

生黄芪 30　党参 20　薏仁米 15　山药 20

茯苓 15　黄柏 10　泽泻 10　白鲜皮 15

苦参 10　蛇床子 9　土茯苓 15　银花 20

败酱草 20　重楼 10

2016.6.20
王琦

北京中医药大学　王琦用笺

汪某，女，成，宿迁

生黄芪 30	党参 20	苍白术各 15	山药 20
茯苓 15	黄柏 10	泽泻 10	白鲜皮 15
苦参 10	蛇床子 9	土茯苓 15	银花 20
败酱草 20	蚤休 10		

30 服

2018 年 9 月 29 日

按： 该病人反复发作阴道炎，分泌物多，有异味，阴部瘙痒，舌苔黄厚腻，为湿热下注无疑。另患者舌边有齿痕，素易疲劳，属气虚体质之象。王琦教授在清热利湿，杀虫止痒的基础上，重用黄芪、党参、苍术、白术、山药、茯苓等益气健脾利湿之品，调其根本，扶正祛邪，攻补兼施，升清而降浊，获得了满意的疗效。

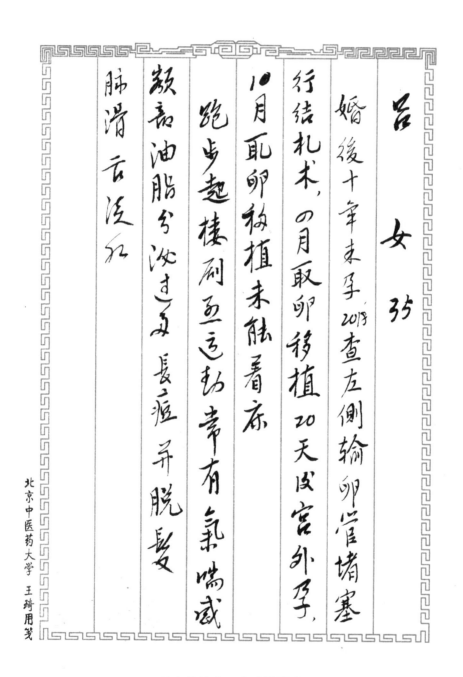

吕 女 35

婚後十年末孕，2013查左侧输卵管堵塞，

行结扎术，の月取卵移植20天皮宫外孕，

10月取卵枝植未胎着床

跑步超楼刷豆运动，常有氣喘感

颜高油脂分泌多，長痘，并脱髮

脉滑，舌淡红

北京中医药大学 王琦用笺

输卵管堵塞　脂溢性脱发

吕某，女，35岁

婚后十年未孕，2018（年）查左侧输卵管堵塞，行结扎术，4月取卵移植20天后宫外孕，10月取卵移植未能着床。跑步爬楼，剧烈运动常有气喘感，额部油脂分泌过多，长痘并脱发，脉滑，舌淡红。

㉚

呂女

熟地黄20 当归12 川芎10 赤白芍10 10³

紫石英30 仙灵脾12 菟丝子15 马附10

路路通10 太子参15

月经第五天开始每日一剂连服15付

生脉饮20支

生侧柏叶50 槐角20 皂角20 煎水洗头 隔日一次

王琦
3-8, 12.19

北京中医药大学王琦用笺

吕某，女，35 岁

熟地黄 20	当归 12	川芎 10	赤白芍各 10
紫石英 30	仙灵脾 12	菟丝子 15	香附 10
路路通 10	太子参 12		

月经第五天开始每日一剂，连服 15 付（服）。

生脉饮 20 支

生侧柏叶 50	槐角 20	皂角 20

煎水洗发隔日一次。

30 服

2018 年 12 月 19 日

按： 该患者多年不孕，人工授精不成功，平时腰膝酸软，当用补肾养血之法，但此人面部油多，脂溢性脱发，性急易怒，属于湿热体质，补之太过，恐助其湿热，选药宜缓和，用量不能太大。此外，王琦教授采用外洗之法，侧柏叶、槐角、皂角煎水洗头，一方面减少面部及头部出油，防止脱发，另一方面调理湿热体质，减少温热药之不适感，亦不影响内服补肾养血之品的效果。

黄　女　戌　西亚国

去岁末流产，惜淑素正亏，云郁阴
腐溶惜痘病，刻下月经同期正亏
经期8-9天，量少，每伴二服之腰酸甚
意，拟方调经助孕以冀早嗣。

当归10
川芎10　炒地黄20
白术15　枳白芍10　夜神20
菟丝子20　麦冬15　生黄15
紫石英20　女贞子15　怀山药2010
川断15

王琦
二〇二一年四月十九日

流产后调理备孕

黄某，女，成，西雅图

去岁末流产，性激素正常，无排除感染性疾病，刻下月经周期正常，经期8～9天，量少色红，伴疲乏腰酸畏寒，拟方调经助孕，以冀早嗣。

当归 10	川芎 10	杭白芍 10	熟地黄 20
白术 15	党参 15	生芪 15	茯神 10
菟丝子 20	紫石英 20	女贞子 15	怀山药 20
川断 15			

30 服

2011 年 4 月 19 日

按：该患者流产后气血亏虚，肾气弱，拟方调经助孕，补气养血，固肾填精。其中紫石英甘、温，暖子宫，正如《神农本草经》云其"补不足，女子风寒在子宫，绝孕十年无子"，《药性论》亦云"女子服之有子"；王琦教授在治疗女子不孕时常用之。

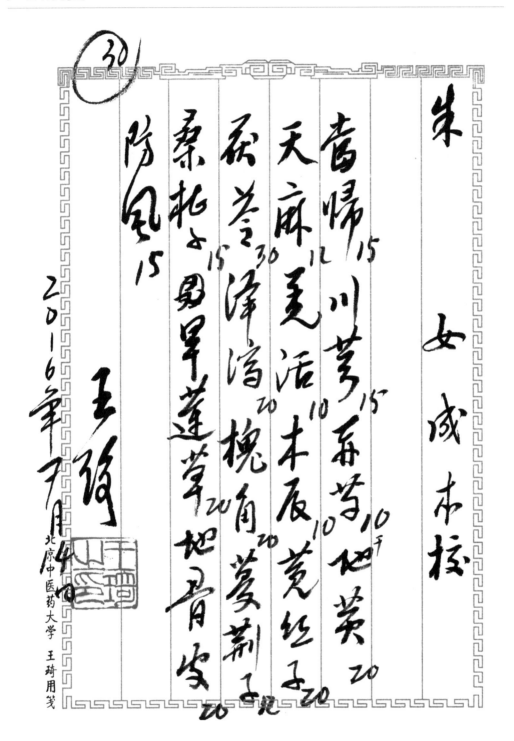

朱　　女　成末校

当归 15　川芎 15　赤芍 10　地黄 20

天麻 12　羌活 10　木贼 10　菟丝子 20

玄参 30　泽泻 20　槐角 20　蔓荆子 20

桑椹子 15　墨旱莲草 20　地骨皮 20

防风 15

2016年7月4日

王琦

北京中医药大学　王琦用笺

朱某，女，成，本校

当归 15	川芎 15	赤芍 10	干地黄 20
天麻 12	羌活 10	木瓜 10	菟丝子 20
茯苓 30	泽泻 20	槐角 20	蔓荆子 12
桑椹子 15	旱莲草 20	地骨皮 20	防风 15
			30 服

2016 年 7 月 14 日

按："发为血之余"，"发为肾之候"，中医认为头发与肝肾精血密切相关，产后气血虚弱，肾气衰弱，所以容易发生脱发。王琦教授除了用养血补肾之品之外，酌加羌活、防风、蔓荆子、天麻等祛风之品，正如《诸病源候论》中"人有风邪在头，有偏虚处，则发脱落"之意。

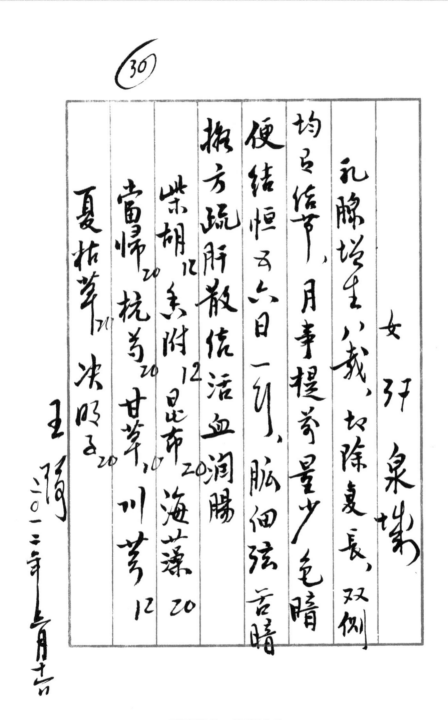

㉚

女 牙泉端

乳腺增生、八载、切除复长、双侧
均呈结节、月事提前量少色暗
便结恒五六日一行，脉细弦，舌暗
拟方疏肝散结活血润肠
柴胡12 香附12 昆布20 海藻20
当归20 杭芍20 甘草10 川芎12
夏枯草20 决明子20

王琦
2013年三月十三

乳腺增生　肝郁血瘀

女，37岁，泉城

乳腺增生八载，切除复长，双侧均有结节，月事提前量少，色暗，便结恒五六日一行，脉细弦舌暗，拟方疏肝散结活血润肠。

柴胡 12	香附 12	昆布 20	海藻 20
当归 20	杭芍 20	甘草 10	川芎 12
夏枯草 20	决明子 20		

30 服

2012 年 6 月 11 日

按：该患者长期情绪低落，属于气郁体质，肝胃二经阻滞不畅，容易患乳腺增生病。王琦教授采用柴胡疏肝散，疏肝解郁，行气活血。另外，患者便秘比较明显，选用海藻、昆布、决明子、夏枯草，既能化痰散结，治疗乳腺增生，又能润肠通便，缓解便秘。诸药相配，调畅肝胃二经，使月经顺畅，则缓解乳腺结节。

邹 女 29 本市

乳腺增生二载继发纤维瘤查有

左乳下肿物半年顶中硬隐痛趋声

提示双乳多发实性结节（3级）面部痤

疮十余年背部散在性痤疮 口疮偶

发额部油脂分泌较多月经延期舌质

红脉细弦

天冬15 鹿角10 炮甲粉30 夏枯草20 公英20

白芥子10 土贝母12 浙贝母15

莪术20 炮山甲30 橘核15

王琦

2015-01-27

北京中医药大学

乳腺增生继发纤维瘤

邹某，女，29 岁，本市

乳腺增生二载，继发纤维瘤，查有左乳下肿物半年，质中硬隐痛，超声提示双乳多发实性结节（3 级），面部痤疮十余年，背部散在性疮疖，口疮偶发，额部油脂分泌较多，月经延期，舌质红脉细弦。

白芥子 10	土贝母 12	浙贝母 15	天冬 15
鹿角 10	炮甲粉 3	夏枯草 20	蒲公英 20
莪术 20	蛇舌草 30	橘核 15	

30 服

2015 年 1 月 17 日

按：本例为乳腺纤维瘤患者，由于痰瘀互结，凝滞日久而成，故用化痰散结，破血逐瘀之品治疗。为何用鹿角？王琦教授认为痰、湿、瘀为阴邪，之所以痰瘀互结，是因为素有阳虚血亏之体，故寒凝而痰瘀互结。鹿角温阳补血以治其本，为阳和汤之意，但此人疮疖及油脂分泌多，属于湿热体质，故去辛温之炮姜、麻黄、肉桂，改更易滋腻生痰之熟地为天冬，加蒲公英、白花蛇舌草等清热解毒祛湿，灵活运用方药。

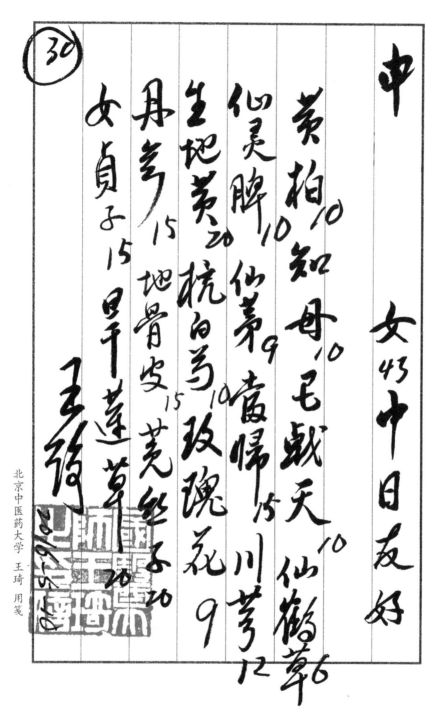

中

女 43 十日 友好

㉚

黄柏 10 知母 10 毛蕺天 10 仙鹤草 6

仙灵脾 10 仙茅 9 当归 15 川芎 12

生地黄 20 杭白芍 10 玫瑰花 9

丹参 15 地骨皮 15 菟丝子 20

女贞子 15 旱莲草

北京中医药大学 王琦 用笺

早更　阴虚火旺

申某，女，43 岁，中日友好（医院）

黄柏 10	知母 10	巴戟天 10	仙鹤草 6
仙灵脾 10	仙茅 9	当归 15	川芎 12
生地黄 20	杭白芍 10	玫瑰花 9	丹参 15
地骨皮 15	菟丝子 20	女贞子 15	旱莲草 20
			30 服

2016 年 5 月 10 日

按： 更年期多出现潮热汗出、身体痛、心烦失眠、怕冷怕热等复杂症状，但总归以肾虚为本，血瘀为标，王琦教授常用二仙汤合四物汤，温肾阳，泻肾火，调冲任，养血活血，取得良效。

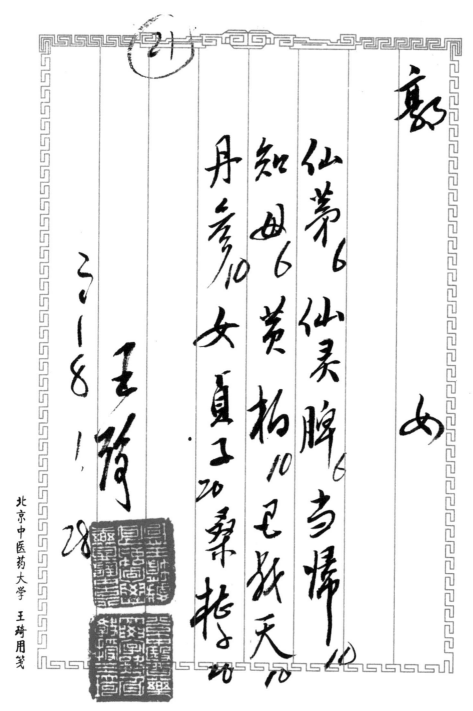

郭 女

仙茅 6 仙灵脾 6 当归 10

知母 6 黄柏 10 巴戟天 10

丹参 10 女贞子 20 桑椹子 10

王琦

3—8.1.28

阴虚火旺

郭某，女

仙茅 6	仙灵脾 6	当归 10	知母 6
黄柏 10	巴戟天 10	丹参 10	女贞子 20
桑椹子 20			

2018 年 1 月 28 日

按： 王琦教授治疗更年期综合征常用方为二仙汤，此方既能温肾阳，又能泻肾火，按照患者的寒热多少，调整寒热药的比例。此患者属于热偏盛，怕热、心烦、出汗等症状明显，补肾不宜过热，故王琦教授加女贞子、桑椹子平补肾阴之品。

九、体质调理

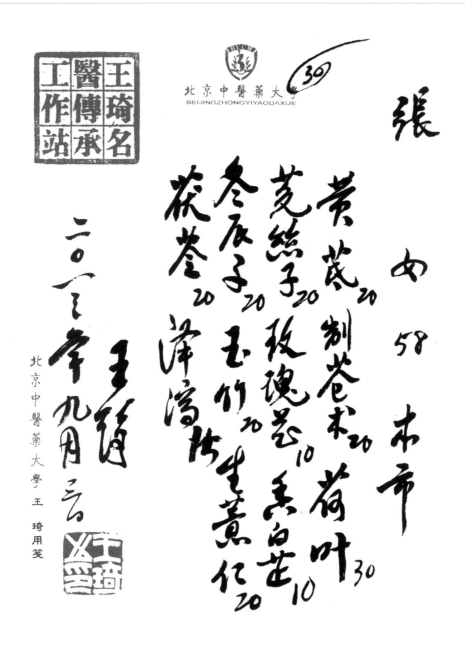

痰湿体质调理

张某，女，58 岁，本市

黄芪 20	制苍术 20	荷叶 30	菟丝子 20
玫瑰花 10	香白芷 10	冬瓜皮 20	玉竹 20
生薏仁 20	茯苓 20	泽泻 15	

30 服

2013 年 9 月 3 日

按：王琦教授认为痰湿体质的胖人，多属本虚标实，减肥不可单用汗、吐、下等减法，反以补脾益气等加法。故重用黄芪、苍术等健脾益气，运化痰湿，是其用方特色。

男 49 吉林

昆布20 海藻20生 山查30 生蒲黄 包15

姜黄10 熟大黄10 制首乌20 制苍术20

萆薢20 黄连10

苍术30

王琦 二〇一三年

痰湿兼血瘀体质

男，49岁，吉林

昆布 20	海藻 20	生山楂 30	生蒲黄 15（包）
姜黄 10	熟大黄 10	制首乌 20	萆薢 20
黄连 10	制苍术 20	荷叶 30	

2012 年 6 月 30 日

按：该患者属于痰湿夹瘀型肥胖人，治疗在化痰祛湿的同时，酌加大黄、姜黄、蒲黄等祛瘀降脂之品。另外，痰湿体质人因痰湿阻滞脾胃，脾失健运，大肠传导失司，容易出现大便黏滞不爽，解不尽之感，而大便不畅，又会加重痰湿内阻，故保持大便通畅是调理痰湿体质的重要环节。

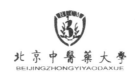

北京中醫藥大學
BEIJINGZHONGYIYAODAXUE

男 60

体形丰溢 額有油脂 胃脘不舒

頭額汗多 入睡呼吸哲 介喜食

甜粘烤炸食物 苦草庚 而膩脉

搭滑而有力 綜上以歓乃疾濕之

体 擬方健脾助运 化疾利湿為治

荊芥白术 白茯苓 15 法半夏 10

陳皮 黄连 10 黄芩 10 干姜 10

生山查 20 冬瓜皮 30 秀叶 30

生薏仁 20 冬桑葉 30

二○一二年

男，60 岁

体形丰溢，额有油脂，胃脘不舒，头额汗多，入睡呼吸暂停，数食甜黏烤炸食物，苔罩灰而腻，脉振滑而有力，综上以观乃痰湿之体，拟方健脾助运化痰利湿为治。

制苍术 15	制白术 15	白茯苓 15	法半夏 10
陈皮 10	黄连 10	黄芩 10	干姜 10
生山楂 20	冬瓜皮 30	荷叶 30	生薏仁 20
冬桑叶 30			

21 服

2012 年 2 月

按：王琦教授在化痰祛湿方的基础上，配用半夏泻心汤，辛开苦降，和胃降逆，气行则痰湿易去，脾胃健则痰湿自化。该患者多食甜腻、烤炸食物，故重用山楂，消食减脂，兼有活血之功，为调理痰湿体质的常用药物。另外，患者多汗，冬桑叶可以养阴燥湿，祛风止汗，为王琦教授所用止汗专药。

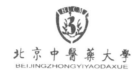

丁

男

槐角 20　昆布 15　海藻 15

生山楂 20　绞股蓝 20　茯苓 20

泽泻 15　生薏仁 20　竹茹 15

莱菔子 15　象贝 10

北京中醫藥大學　王　琦用笺

王琦　2014-10-10

痰湿体质高血压

丁某，男

槐角 20	昆布 15	海藻 15	生山楂 20
绞股蓝 20	茯苓 20	泽泻 15	生薏仁 20
竹茹 15	莱菔子 15	浙贝 10	

30 服

2014 年 10 月 10 日

按：高血压多以水瘀互结，肝阳上亢论治，但痰湿体质人若不改善体质，高血压难以治愈。故方用以化痰利湿为大法，加用清肝泄热凉血的槐角、竹茹，从根本上改善高血压病的发病土壤。

男52 普陀

体形略整，面有油脂，鼻旁可见充血纹理，

腹部微庄，夜有鼾声，脉有间歇或二三次或

七八息止而复來，查有血脂偏高，综上病情

有代谢综合征之象，属痰湿夹瘀兼湿热之

體，擬方化痰利湿通络兼以清热调浴，

其定期作心血管相关检查及饮食调摄

制首乌20g 生山楂20g 生蒲黄20/15g 姜黄30g/10g

丹参15g 藏红花1g 制蒼术 荷叶

昆布15g 海藻15g 冬瓜皮20 泽泻

王琦

二〇二二年五月三日

痰湿体质夹湿热兼血瘀

男，52 岁，普陀

体形略丰，面有油脂，鼻旁可见充血纹理，腹部微隆，夜有鼾声，脉有间歇或三五次，或七八息止而复来，查有血脂偏高，综上症情有代谢综合征之象，属痰湿夹瘀兼湿热之体，拟方化痰利湿通络兼以清热调治。嘱其定期作（做）心血管相关检查及饮食调摄。

制首乌 20	生山楂 20	生蒲黄 15	姜黄 10
丹参 15	藏红花 1（另包）	制苍术 20	荷叶 30
昆布 15	海藻 15	冬瓜皮 20	泽泻 20
			30 服

2011 年 5 月 3 日

按： 本例患者体质为痰湿夹瘀兼有热象，未用肉桂等温药，又因痰、湿、瘀遇寒则凝，故调体方药亦不可多用苦寒清热之品，故药物选择宜平和，使清热而不凝邪，化痰瘀而不助热。

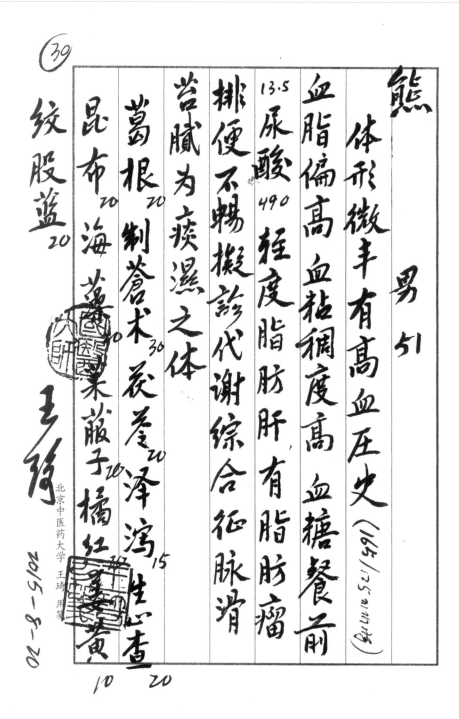

熊　　男　51

体形微丰有高血压史（165/125mmHg）

血脂偏高　血粘稠度高　血糖餐前 13.5

尿酸 490　轻度脂肪肝　有脂肪瘤

排便不畅拟诊代谢综合征脉滑

苔腻为痰湿之体

葛根 20　制苍术 30　茯苓 20　泽泻 15　生山楂 20

昆布 20　海藻 20　莱菔子 20　橘红 10　生大黄 10

绞股蓝 20

王琦

北京中医药大学 王琦 用笺

2015-8-20

痰湿体质代谢综合征

熊某，男，51岁

体形微丰，有高血压史（165/125mmHg），血脂偏高，血黏稠度高，血糖餐前 13.5（mmol/L），尿酸 490（μmol/L），轻度脂肪肝，有脂肪瘤，排便不畅。拟诊代谢综合征，脉滑苔腻为痰湿之体。

葛根 20	制苍术 30	茯苓 20	泽泻 15
生山楂 20	昆布 20	海藻 20	莱菔子 20
橘红 20	姜黄 10	绞股蓝 20	

30 服

2015 年 8 月 20 日

按：代谢综合征是多种代谢成分异常聚集的病理状态，临床表现为肥胖、动脉粥样硬化、血脂异常、高血压胰岛素抵抗等，王琦教授认为其根本原因在于痰湿体质，因此以调理痰湿体质的方法治疗代谢综合征。采用化痰祛湿、祛瘀降脂之品，改善疾病的土壤——痰湿体质。

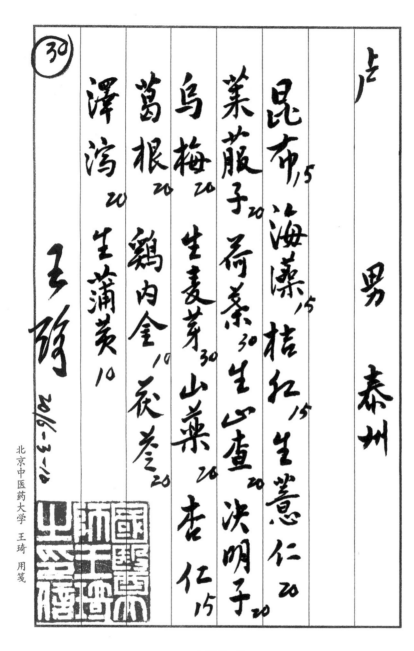

卢　男　泰州

昆布 15　海藻 15　桔红 15　生薏仁 20

莱菔子 20　荷叶 30　生山楂 20　决明子 20

乌梅 20　生麦芽 30　山药 20　杏仁 15

葛根 20　鸡内金 10　茯苓 20

泽泻 20　生蒲黄 10

王琦 20/6-3

痰湿体质

卢某，男，泰州

昆布 15	海藻 15	橘红 15	生薏仁 20
莱菔子 20	荷叶 30	生山楂 20	决明子 20
乌梅 20	生麦芽 30	山药 20	杏仁 15
葛根 20	鸡内金 10	茯苓 20	泽泻 20
生蒲黄 10			

30 服

2016 年 3 月 10 日

按：该患者为痰湿体质，血脂、血糖、血压偏高。全方以祛湿化痰为主旨，其中，荷叶配山楂降血脂，乌梅配山药降血糖，葛根配茯苓、泽泻降血压，"三高"同时兼顾。

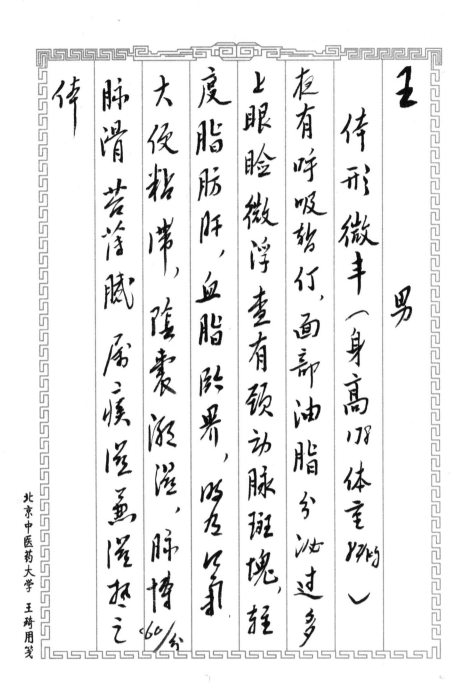

王　男

体形微丰（身高178 体重？）

夜有呼吸暂停，面部油脂分泌过多

上眼睑微浮 查有颈动脉斑块，轻

度脂肪肝，血脂偏高，睡眠差

大便粘带，阴囊潮湿，脉搏60/分

脉滑 苔浮腻 属一候湿热湿热之

体

北京中医药大学 王琦用笺

痰湿体质兼湿热体质

王某，男，病案

体形微丰（身高 178cm，体重 84kg）夜有呼吸暂停，面部油脂分泌过多，上眼睑微浮，查有颈动脉斑块，轻度脂肪肝，血脂临界，时有口气，大便黏滞，阴囊潮湿，脉搏 60 次 / 分，脉滑苔薄腻，属痰湿兼湿热之体。

王　男

陈皮10　法半夏9　竹茹15　浙贝10

川楝子6　射干10　石菖蒲9　桔梗9

辛荑10　苍耳子6　莪术15　夏枯草15

白芷6　昆布10　海藻10　佩兰叶15

丁香6　制薏术12　黄柏10

2018.9.

王琦

北京中医药大学王琦用笺

痰湿体质　睡眠呼吸暂停综合征

王某，男

陈皮 10	法半夏 9	竹茹 15	浙贝 10
川椒目 6	射干 10	石菖蒲 9	桔梗 9
辛夷 10	苍耳子 6	莪术 15	夏枯草 15
白芷 6	昆布 10	海藻 10	佩兰叶 15
丁香 6	制苍术 12	黄柏 10	车前子 10（包）
			30 服

2018 年 9 月 17 日

按：睡眠呼吸暂停综合征是痰湿体质人群常见的疾病之一，与中医的"鼾症"类似，王琦教授治疗本病时在调理痰湿体质的基础上，酌加通鼻窍的药物如辛夷、苍耳子、白芷、石菖蒲，化痰利咽之桔梗、浙贝、射干，散结消肿之川椒目、夏枯草，临床上常能获得满意的疗效。

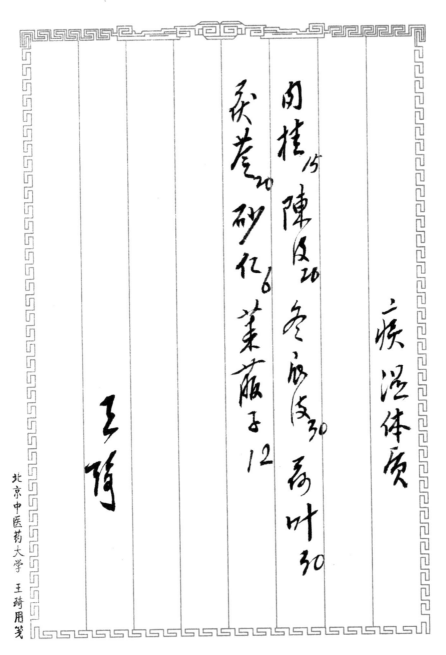

痰湿体质

肉桂15 陈皮20 冬瓜皮30 荷叶30

炙芪20 砂仁6 莱菔子12

王琦

北京中医药大学 王琦用笺

打呼噜　痰湿体质

痰湿体质

| 肉桂 15 | 陈皮 20 | 冬瓜皮 30 | 荷叶 30 |
| 茯苓 20 | 砂仁 6 | 莱菔子 12 | |

按： 肥胖的关键原因在于痰湿体质。王琦教授调理痰湿体质时除了化痰祛湿之品以外，重用肉桂以痰饮温化，且现代研究表明肉桂醛刺激脂肪细胞消耗能量可促进人体代谢。

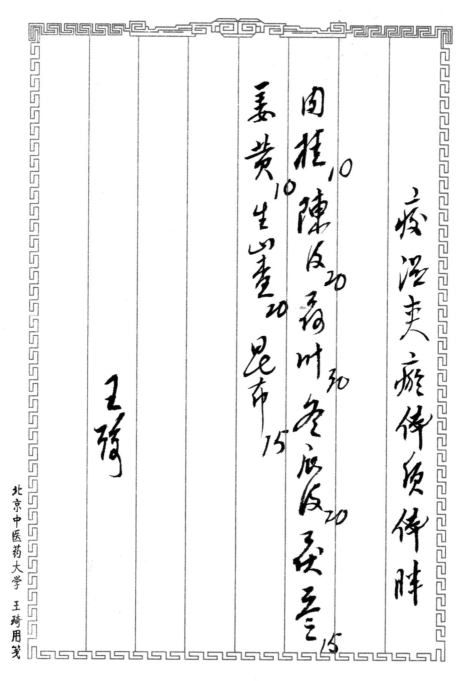

痰湿夹瘀伴质伴胖

因推陈皮20 荷叶30 冬瓜皮20 泽兰15
姜黄10 生山查20 昆布15

王琦

北京中医药大学 王琦用笺

痰湿夹瘀体质　体胖

痰湿夹瘀体质

| 肉桂 10 | 陈皮 20 | 荷叶 30 | 冬瓜皮 20 |
| 茯苓 15 | 姜黄 10 | 生山楂 20 | 昆布 15 |

按：有一类胖人颈部、腋下、腹股沟、乳房下等部位有明显的黑色素沉着，为假性黑棘皮病，这些症状与胰岛素抵抗、高尿酸血症、游离脂肪酸增多等因素有关。王琦教授认为这类人属于痰湿夹瘀体质，调理时酌加活血化瘀散结之品，如姜黄、山楂、生蒲黄等可以加强化痰祛湿的效果。

㉑

北京中醫藥大學
Beijing University of Chinese Medicine
王琦 用笺

男　45　本市朝阳

形体略丰，面色微暗，额有脂溢，皮肤风
疹，瘙痒，粉刺或见，色暗，腹胀，大便粘沸，
血脂偏高，舌淡润脉濡，综上所观乃湿热
夹瘀之体，薰及脾虚失运，拟方兼顾，循
厚朴进

制苍白术各12
煨葛12　泽泻10　陈皮6
杏仁10　扣仁3　生薏仁45　马齿苋　刺五加15
茵陈10　荷叶15　赤小豆15　桑枝15
藏红花1　冬瓜皮15
野生灵芝6

北京中醫藥大學國醫堂中醫醫院處方箋
二〇一〇年　九月廿七

湿热体质夹血瘀体质

男，45 岁，本市朝阳

形体略丰，面色微暗额有脂溢，皮肤风疹、痒疹，粉刺或见，食后腹胀，大便黏滞，血脂偏高，舌淡润，脉濡。综上所观乃湿热夹瘀之体，兼及脾虚失运，拟方兼顾，循序渐进。

制苍术 12	制白术 12	茯苓 12	泽泻 10
陈皮 6	刺五加 15	杏仁 10	豆蔻仁 3
生薏仁 15	马齿苋 15	茵陈 10	荷叶 15
赤小豆 15	桑椹子 15	藏红花 1（另）	冬瓜皮 15
野生灵芝 6			

21 服

2010 年 9 月

按： 湿气通过上焦的通调水道、中焦的运化水湿、下焦的利水渗湿排出体外，故选用杏仁降气，豆蔻仁畅中，生薏仁渗下。马齿苋、茵陈、赤小豆为王琦教授常用清热利湿之药，全方湿、热兼顾。

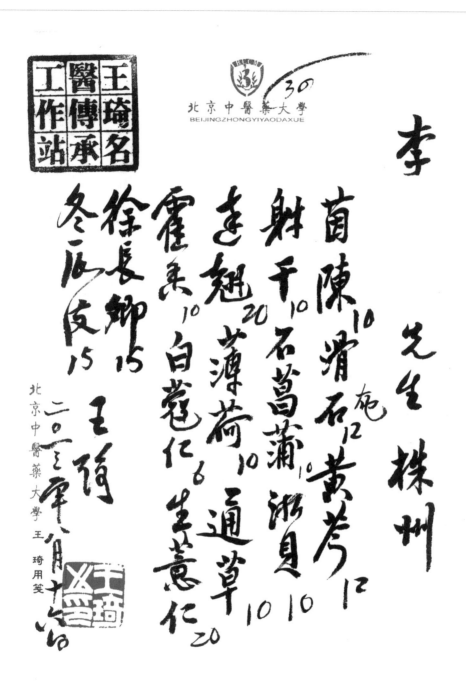

李　先生　株州

百陈滑石₁₂黄芩₁₂
射干₁₀石菖蒲₁₀浙贝
连翘₂₀薄荷₁₀通草₁₀
霍斛₁₀白蔻仁₆生薏仁₂₀
徐长卿₁₅
冬瓜皮₁₅

王琦

二〇一三年八月十八日

北京中医药大学王琦用笺

北京中医药大学
BEIJINGZHONGYIYAODAXUE

王琦名医传承工作站

湿热体质

李某，先生，株洲

茵陈 10	滑石 12（包）	黄芩 12	射干 10
石菖蒲 10	浙贝 10	连翘 20	薄荷 10
通草 20	藿香 10	白蔻仁 6	生薏仁 20
徐长卿 15	冬瓜皮 15		

30 服

2013 年 8 月 16 日

按： 该病人湿热体质，热重于湿，王琦教授常用甘露消毒丹利湿化浊、清热解毒，调理湿热体质。

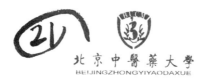
杜

男 19 清華

天花粉 20 桑白皮 20 枇杷葉 20

夏枯草 20 地雲草 20 桔梗 20

連翹 20 浙貝 15 金銀花 20

桔梗 10 皂刺 10 草河車 20

苦參 10 黃柏 10 制蒼术 15

白蘞蘚 10

北京中醫藥大學王琦用笺

2013-03-25 王琦

湿热体质　痤疮

杜某，男，19岁，清华

天花粉 20	桑白皮 20	枇杷叶 20	夏枯草 20
蛇舌草 20	连翘 20	浙贝 15	金银花 20
桔梗 10	皂刺 15	草河车 20	苦参 10
黄柏 10	制苍术 15	白蒺藜 10	

21 服

2013 年 3 月 21 日

按：痤疮以湿热体质为本，由于湿热体质人群面部油脂分泌多，毛孔粗大垢浊，毛囊内容易有痤疮棒状杆菌，容易长痤疮。上方除了清热祛湿之品以外，配用桔梗、桑白皮、白蒺藜宣肺祛风散郁热，金银花、连翘、草河车、白花蛇舌草、连翘等清热解毒，天花粉、皂角刺等散结之品，辨体–辨病结合治疗，加强疗效。

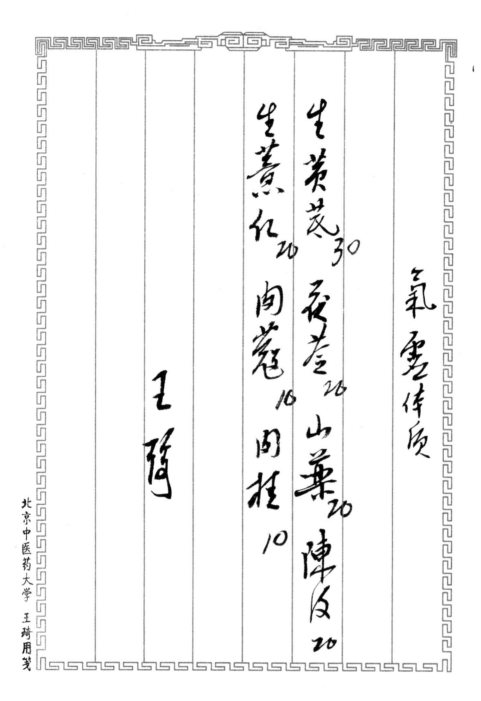

生黄芪 30 党参 20 山药 20 陈皮 20

生薏仁 20 白蔻 10 白扁 10

气郁体质

王琦

气虚体质 体胖

气虚体质

生黄芪 30	茯苓 20	山药 20	陈皮 20
生薏仁 20	肉蔻 10	肉桂 10	

按：气虚体质肥胖是由于脾胃气虚，运化水湿功能减弱导致，其特点为容易肿、汗多、肤色白、身重、易疲劳。若用汗、吐、下等泻法，脾胃气虚更甚而病情加重。方用健脾益气、化痰祛湿，酌加温阳化痰，可以减肥而不伤正，为王琦教授所讲"减肥用加法"的体现。

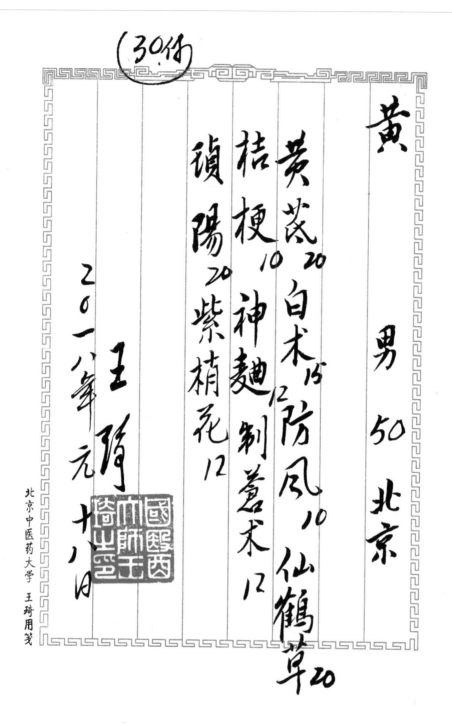

（30付）

黄

男　50　北京

黄芪20　白术15　防风10　仙鹤草20

桔梗10　神麴12　制苍术12

锁阳20　紫梢花12

二〇一八年元月十八日

王琦

北京中医药大学　王琦用笺

气虚体质　阳痿、腹泻

黄某，男，50 岁，北京

黄芪 20	白术 15	防风 10	仙鹤草 20
桔梗 10	神曲 12	制苍术 12	锁阳 20
紫梢花 12			

30 服

2018 年 2 月 18 日

按： 玉屏风散（黄芪、白术、防风）是益气固表的代表方剂，常用于气虚体质，怕风、汗多之人。仙桔汤（仙鹤草、桔梗）具有益气涩肠止泻之功，用于慢性结肠炎等久泄之人。锁阳、紫梢花能温肾助阳，既有助于患者的勃起功能，又能温阳化气而补气之虚。苍术、神曲运脾祛湿，补而不滞。诸药配合，可用于慢性腹泻伴有勃起功能减弱的气虚体质人。

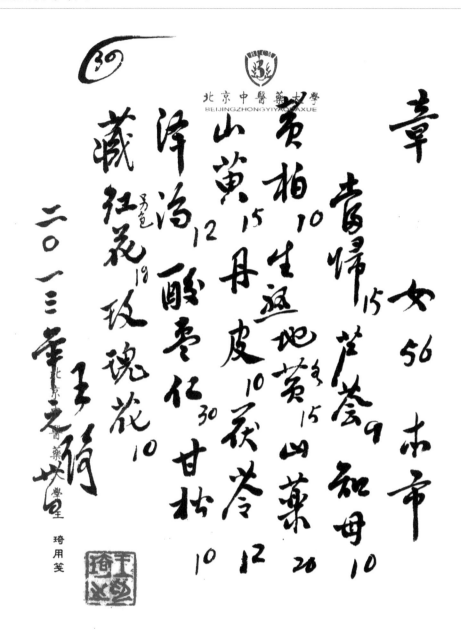

血瘀体质兼阴虚体质　便秘

章某，女，56岁，本市

当归 15	芦荟 9	知母 10	黄柏 10
生地 15	熟地 15	山药 20	山黄 15
丹皮 10	茯苓 12	泽泻 12	酸枣仁 30
甘松 10	藏红花 1（另）	玫瑰花 10	

30 服

2013 年 1 月 30 日

按： 阴虚体质女性更年期过后多以肝肾阴虚为主，阴血津液不足，容易加重大便干结。月经未行，瘀血不出，日久兼夹血瘀体质，故容易出现长斑、失眠、心悸等症状。方中知柏地黄丸可滋阴降火通便，配用当归、藏红花、玫瑰花养血润肠通便，兼顾血瘀体质。

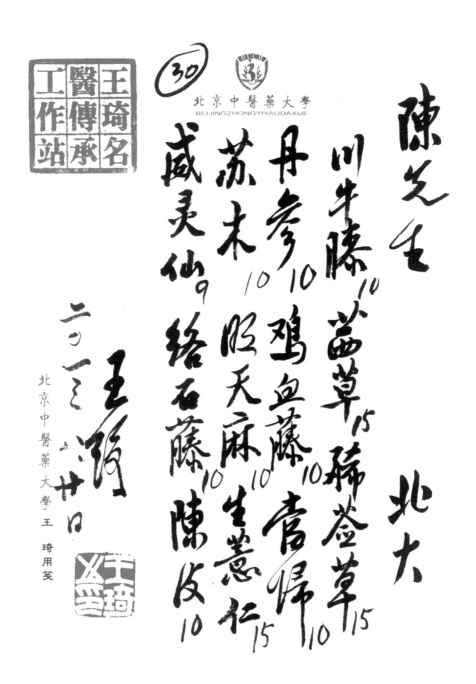

北京中医药大学
BEIJINGZHONGYIYAODAXUE

陈先生 北大

川牛膝 10 茜草 15 豨莶草 15
丹参 10 鸡血藤 10 当归 10
苏木 10 明天麻 10 生薏仁 15
威灵仙 9 络石藤 10 陈皮 10

二〇一三 八 廿日 王琦

北京中医药大学王琦用笺

血瘀体质　腿痛

陈先生，北大

川牛膝 10	茜草 15	豨莶草 15	丹参 10
鸡血藤 10	当归 10	苏木 10	明天麻 10
生薏仁 15	威灵仙 9	络石藤 10	陈皮 10
		30 服	

2013 年 8 月 20 日

按：血瘀体质人全身气血运行不畅，经络不通，不通则痛，所以经常出现疼痛的症状。方在活血化瘀止痛的基础上，配祛风化痰通络之品。《药品化义》曰："威灵仙性猛烈，善走而不守，宣通十二经。"王琦教授对关节炎等疼痛性疾病常用此药通络止痛。

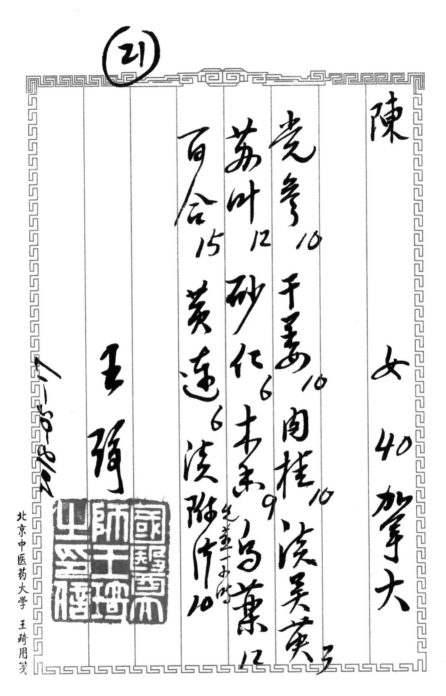

阳虚体质　腹泻

陈某，女，40岁，加拿大

党参 10	干姜 10	肉桂 10	淡吴萸 3
苏叶 12	砂仁 6	木香 9	乌药 12
百合 15	黄连 6	淡附片 10（先煎一小时）	

21 服

2018 年 5 月 17 日

按： 该患者从小怕冷，经常腹痛腹泻，属于阳虚体质，王琦教授用四逆、理中辈温阳散寒调其根本。少腹两侧为肝经循行之处，因寒凝肝脉而出现少腹疼痛，故配用吴茱萸、乌药温通经脉。再加用木香、黄连，清热化湿，行气止痛。另外，黄连、百合亦有反佐之意，清上温下，防止辛热太过。

孙　女　59

口干思饮日进 3500~4000cc 左右，饮不解

渴在半月思饮而起，口腔溃病每月

而作，持续旬余，大便时干，上下肢抽

筋频作，夜间尤甚，颇以为苦，迎凉觉气

鼻流清涕，喷嚏连作，多兮季节患

为太阳穴及枕后疼痛需服降压药

缓解，发膏融碰外物有瘀斑，情绪

北京中医药大学　王琦用笺

阴虚体质兼特禀体质（过敏性鼻炎）

（35）

時有波动，既往有乳腺Ca术后，白细

胞低下（<4000）脉弦滑苔黄腻拟方

益气养阴 养肝柔心肋脱敏消风为

治

太子参15 西洋参10 干地黄20 麦冬10

玄参10 杭白芍30 生甘草10 乌梅15

蝉衣10 灵芝10 防风10 辛荑10

苍耳子10 百合20 天麻10 竹叶15

砂仁6

王绵

北京中医药大学 王绵用笺

2018·12·29

孙某，女，59岁

口干思饮日进3500～4000cc，饮不解渴，夜半因思饮而起，口腔溃疡每月而作，持续旬余，大便时干，上下肢抽筋频作，夜间尤甚，颇以为苦，遇冷空气鼻流清涕，喷嚏连作，无分季节，患及太阳穴及枕后疼痛，需服降压药缓解，皮肤触碰外物有瘀斑，情绪时有波动，既往有乳腺癌术后，白细胞低下 [＜4000（4×10^9/L）]，脉弦滑苔黄腻，拟方益气养阴，养肝柔筋，脱敏消风为治。

太子参 15	西洋参 10	干地黄 20	麦冬 10
玄参 10	杭白芍 30	生甘草 10	乌梅 15
蝉衣 10	灵芝 10	防风 10	辛夷 10
苍耳子 10	百合 20	天麻 10	竹茹 15
砂仁 6			

30 服

2018 年 12 月 29 日

按：该患者口干饮水多，大便干，形瘦性急，属于阴虚体质，且遇冷则打喷嚏、流鼻涕，属于过敏体质。但在行乳腺癌手术后，舌苔厚腻，抽筋、容易瘀青，湿气、瘀血、血虚等病情虚实错杂。王琦教授抓住根本问题，从阴虚和过敏体质着手，以益气养阴、脱敏消风为法治疗。

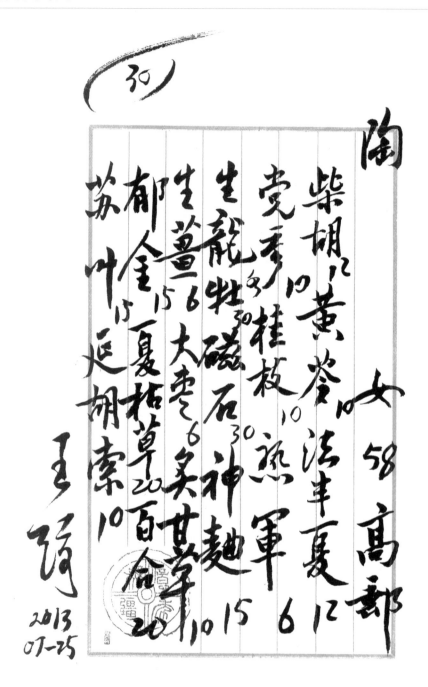

陶 女 58 高邮

柴胡12 黄芩10 法半夏12

党参10 桂枝10 熟军6

生龙牡各30 磁石30 神麴15

生姜6 大枣6 炙甘草10

郁金15 夏枯草20 百合20

苏叶15 延胡索10

王琦

2013
07-25

气郁体质 失眠

陶某，女，58 岁，高邮

柴胡 12	黄芩 10	法半夏 12	党参 10
桂枝 10	熟军 6	生龙牡各 30	磁石 30
神曲 15	生姜 6	大枣 6	炙甘草 10
郁金 15	夏枯草 20	百合 20	苏叶 15
延胡索 10			

30 服

2013 年 7 月 25 日

按：气郁体质人经常情绪低落，多愁善感，焦虑抑郁，容易失眠。本例即为气郁体质失眠患者，以入睡困难、心烦、胸闷、叹气为多见，正如《伤寒论》107 条描述的"胸满烦惊"，王琦教授采用柴胡加龙骨牡蛎汤，疏肝解郁，镇静安神，对气郁体质失眠者多获得显效。

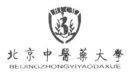

北京中醫藥大學
BEIJINGZHONGYIYAODAXUE

张

女 云南文山

当归10 杭白芍10 柴胡10
茯苓10 炒白术10 生甘草6
生姜6 薄荷10 熟大黄6
金莲花 竹茹15 神曲10
炒山楂10 连翘15 莱菔子10
陈皮6

北京中醫藥大學王琦用笺

气郁体质　肝脾不和

张某，女，云南文山

当归 10	杭白芍 10	柴胡 10	茯苓 10
炒白术 10	生甘草 6	生姜 6	薄荷 10
熟大黄 6	金莲花 10	竹茹 15	神曲 10
炒山楂 10	连翘 15	莱菔子 10	陈皮 6
			21 服

按： 该患者长期情绪不好，续而出现慢性胃炎，食欲欠佳，胃胀，属于气郁体质，肝脾不和证。若大便不畅，则容易上火，出现咽痛、口腔溃疡等症状。方用逍遥散合保和丸，疏肝健脾，消食和胃。再配用大黄、金莲花、竹茹，清热化痰，通腑泄热，治疗口腔溃疡及咽炎。诸药配用，辨体 – 辨病 – 辨证结合，全面治疗。

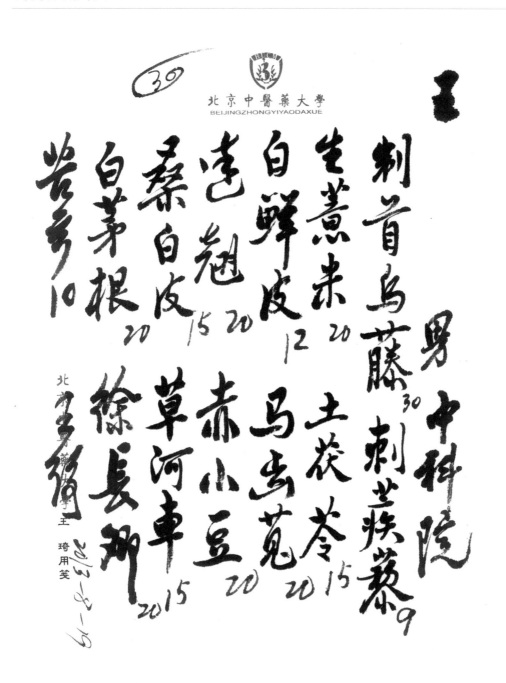

制首乌藤 30 刺蒺藜 9

白鲜皮 12 土茯苓 15

生薏米 20 马齿苋 20

连翘 20 赤小豆 20

桑白皮 15 草河车 15

白茅根 20 徐长卿 20

苦参 10

男 中科院

王

北京中医药大学 王琦用笺 2013-8-19

湿疹

王某，男，中科院

制首乌藤 30	刺蒺藜 9	生薏米 20	土茯苓 15
白鲜皮 12	马齿苋 20	连翘 20	赤小豆 20
桑白皮 15	草河车 15	白茅根 20	徐长卿 20
苦参 10			

30 服

2013 年 8 月 19 日

按： 特禀质是指由于先天禀赋和后天失养等因素造成的一种特殊体质，包括先天性、遗传性的生理缺陷与疾病、过敏性疾病等，目前多指过敏体质。过敏体质属于本虚标实，气虚伏邪存于内，郁热每遇风寒外邪，内外合邪引发过敏疾病，有反复发作的特点。调理过敏体质宜扶正祛邪，扶正可以益气固表、补脾益肾之法，祛邪可以清透伏邪、清热凉血、活血祛风之法。

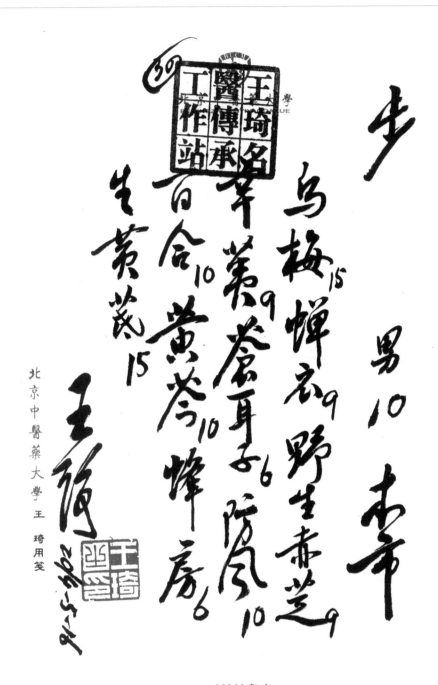

过敏性鼻炎

李某，男，10岁，本市

乌梅 15	蝉衣 9	野生赤芝 9	辛夷 9
苍耳子 6	防风 10	百合 10	黄芩 10
蜂房 6	生黄芪 15		

30 服

2014 年 5 月 16 日

按：该患者为过敏性鼻炎，鼻流清涕、打喷嚏、鼻痒等症状常作。王琦教授治疗本病采用辨体 – 辨病 – 辨证诊疗模式，乌梅、蝉蜕、赤芝、防风，扶正祛邪，调节免疫功能，为调理过敏体质常用药。过敏性鼻炎内有伏火之扰，外有风寒闭表，辛夷、苍耳子辛温发散，通鼻窍，亦可使火郁发之，发散风寒；百合、黄芩清内火，黄芪益气固表。诸药配用，扶正祛邪，表里同治，清透伏邪。

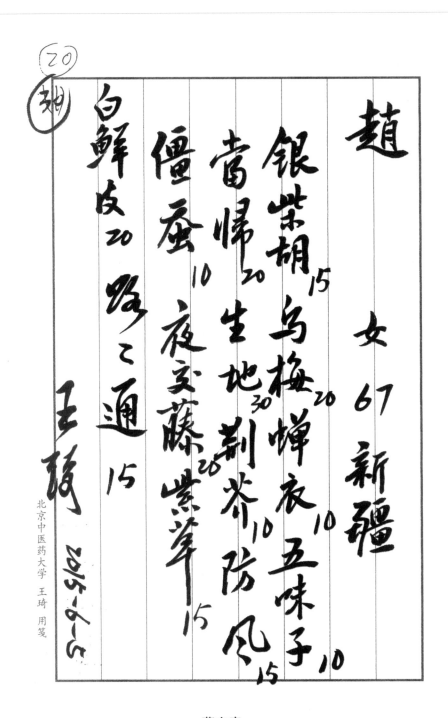

趙　女　67　新疆

银柴胡 15　乌梅 20　五味子 10

当归 20　生地 30　荆芥 10　防风 15

僵蚕 10　夜交藤 20　紫草 15

白鲜皮 20　路路通 15

王琦　2015-6-5

北京中医药大学　王琦　用笺

荨麻疹

赵某，女，67 岁，新疆

银柴胡 15	乌梅 20	蝉衣 10	五味子 10
当归 20	生地 30	荆芥 10	防风 15
僵蚕 10	夜交藤 20	紫草 15	白鲜皮 20
路路通 15			

20 服

2015 年 6 月 5 日

按：本例过敏性荨麻疹患者，王琦教授在过敏煎（乌梅、五味子、银柴胡、防风）处方的基础上，酌加当归、生地、紫草和荆芥、防风、白鲜皮、僵蚕等养血祛风药。由于患者瘙痒明显，故以清热凉血的药与养血祛风药配用，改善过敏体质，治疗荨麻疹。

㉚

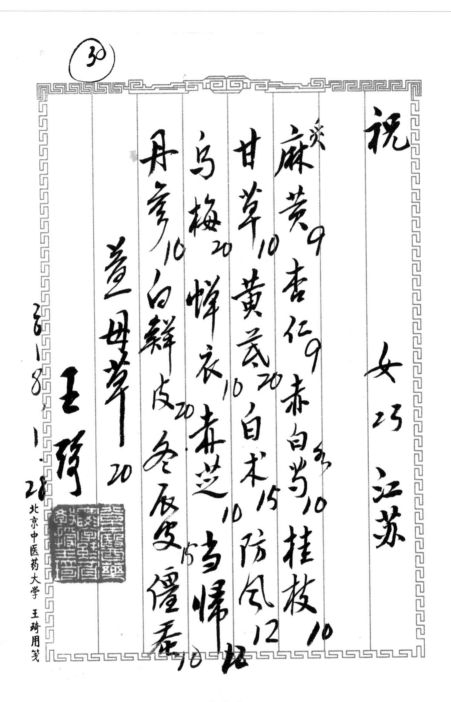

祝 女巧 江苏

麻黄9 杏仁9 赤白芍各10 桂枝10

甘草10 黄芪20 白术15 防风12

乌梅20 蝉衣10 灵芝10 当归15 僵蚕10

丹参10 白鲜皮20 冬瓜皮15

益母草20

王琦

2018·1·28

北京中医药大学 王琦用笺

荨麻疹

祝某，女，23岁，江苏

炙麻黄 9	杏仁 9	赤白芍各 10	桂枝 10
甘草 10	黄芪 20	白术 15	防风 12
乌梅 20	蝉衣 10	赤芝 10	当归 12
丹参 10	白鲜皮 20	冬瓜皮 15	僵蚕 10
益母草 20			

30 服

2018 年 1 月 28 日

按：该患者也被荨麻疹所困扰，风团瘙痒，面色红，脉浮，遇冷风则加重，王琦教授选择桂枝麻黄各半汤与玉屏风散合用。与上例病案合参，不难看出乌梅、蝉蜕、赤芝、防风等调理过敏体质药物始终贯穿王琦教授对于荨麻疹的治疗。

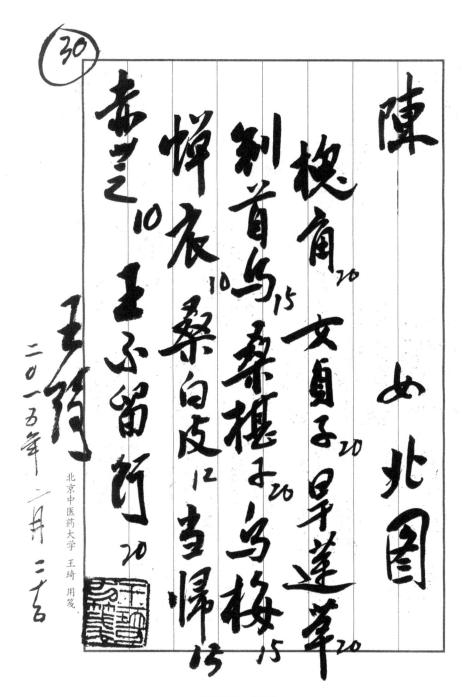

陈 女 北圜

槐角 20 女贞子 20 旱莲草 20

制首乌 15 桑椹子 20 乌梅 15

悍衣 10 桑白皮 12 当归 15

赤芍 10 王不留行 20

王琦

二〇一五年二月二五日

北京中医药大学 王琦 用笺

干眼症　脱发

204　王琦方笺集

陈某，女，北图

槐角 20	女贞子 20	旱莲草 20	制首乌 15
桑椹子 20	乌梅 15	蝉衣 10	桑白皮 12
当归 15	赤芝 10	王不留行 20	

30 服

2015 年 2 月 20 日

按：干眼症属于免疫系统疾病，王琦教授以养肝血补肾阴的同时，加用乌梅、蝉蜕、灵芝等调理过敏体质的药物，增强免疫调节能力，辨体－辨证结合治疗。

十、膏方

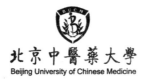

北京中醫藥大學
Beijing University of Chinese Medicine

男 巧4 石 俄羅斯

画有肾内泥砂状结石, 并列腺增生, 甲状腺结节, 胆固醇偏高, 体有对十余种食物过敏, 面部油脂多, 咽敏不适, 空调丝, 炎加重, 下肢静脉曲张, 脉滑, 苔厚腻

郁金30 鸡内金10 金钱草30 海金砂10 威灵仙15
石韦15 滑石15 川牛膝15 莪术20 鬼箭羽15
桃仁10 木瓜10 沉香末3 炮山甲6 生北山楂20
照方配60付, 煎取头二三汁, 去渣, 加蜂蜜三斤
木糖醇200, 将胡桃仁300 炒黑芝麻500 研末熬
成膏, 每服一汤匙, 日三次

北京中醫藥大學
王琦 2009-07-11
王琦 用笺

男，55 岁，俄罗斯

查有肾内泥沙状结石，前列腺增生，甲状腺结节，胆固醇偏高，伴有对十余种食物过敏，面部油脂多，咽部不适，空调饮冷加重，下肢静脉曲张，脉滑，苔厚腻。

郁金 30	鸡内金 10	金钱草 30	海金砂（沙）10
威灵仙 15	石韦 15	滑石 15	川牛膝 15
莪术 20	鬼箭羽 15	桃仁 10	木香 10
沉香末 3	炮山甲 6	生牡蛎 20	

照方配 60 付（服），煎取头二三汁，去渣，加炼蜜二斤，木糖醇 200，将胡桃仁 300，炒黑芝麻 500 研末和入成膏，每服一汤匙，日三次。

2009 年 7 月 11 日

按：该患者为血瘀兼湿热体质，血瘀体质气血不畅，与湿热互结易成结块，故患肾结石、前列腺增生、甲状腺结节等疾病。王琦教授拟方以清热利湿、散结消石为主，兼活血化瘀，标本兼顾，采用膏方，服用方便，疗效持续，缓消结石。

北京中醫藥大學
BEIJINGZHONGYIYAODAXUE
㉑

男 40

法半夏10 以朴6 夜苓12 苏叶10
黄连10 黄芩10 干姜10 麦芽10
紫草20 蒲公英20 马齿苋20 麦芽
百部9 生薑10 生薏米20 代之花3

兴方配30附益取头二計 二0一三年四月九日

上清加葡萄干300

阿胶炳膏收膏

瓶装,每次一汤匙 日二次

王琦

北京中醫藥大學 王 琦用笺

男，40岁

法半夏 10	川厚朴 6	茯苓 12	苏叶 10
黄连 10	黄芩 10	干姜 10	党参 10
紫草 20	蒲公英 20	马齿苋 20	炒麦芽 15
百部 9	生姜 10	生薏米 20	代代花 3

21 服

照方配 30 付（服），煎取头二三汁，去渣加葡萄干 500，阿胶炼蜜收膏，瓶贮，每次一汤匙，日二次。

2012 年 4 月 9 日

按： 该患者患慢性胃炎，胃胀，咽部异物感，情绪欠佳，此属于脾胃湿热，痰气互结之证，故方用半夏泻心汤合半夏厚朴汤，辛开苦降，降气化痰，脾胃升降恢复，痰气湿热自散。方中黄连、蒲公英、百部有清热解毒杀虫之功，对幽门螺杆菌感染有治疗作用。

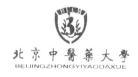

北京中医药大学
BEIJINGZHONGYIYAODAXUE

男 69

猪苓 15 泽泻 20 茯苓 20 滑石 15 包

阿胶 6 川桂枝 10 乌药 30

炙水蛭 10 莪术 20 炙鳖甲 30

王不留行 30 炮甲粉 6.0 地龙 10

川牛膝 15 鸡内金 10

照方配 60 剂，煎取头二三汁

去渣，加阿胶 200，黄明胶 150，

鹿角胶 150，木糖醇 200 收膏制

果冻状 120 粒，每日开水冲服

每次 1 粒

琦用笺

2008.6.26

王琦

某男，69 岁

猪苓 15	泽泻 20	茯苓 20	滑石 15（布）
阿胶 6	川桂枝 10	乌药 30	炙水蛭 10
莪术 20	炙鳖甲 30	王不留行 30	炮甲粉 6
地龙 10	川牛膝 15	鸡内金 10	

照方配 60 副（服），煎取头二三汁，去渣，加阿胶 200，鳖甲胶 150，鹿角胶 150，木糖醇 200，收膏，制果冻状 120 粒，每日二次，每次九粒。

2012 年 6 月 26 日

按： 该患者患前列腺增生，以小便不畅、口渴、心烦、失眠等为主要表现，由于前列腺增生，压迫尿道，久而水热互结，故方用猪苓汤，利水、养阴兼清热，配用活血化痰、散结通利之品，增强药效，做成膏方，为缓消之法。

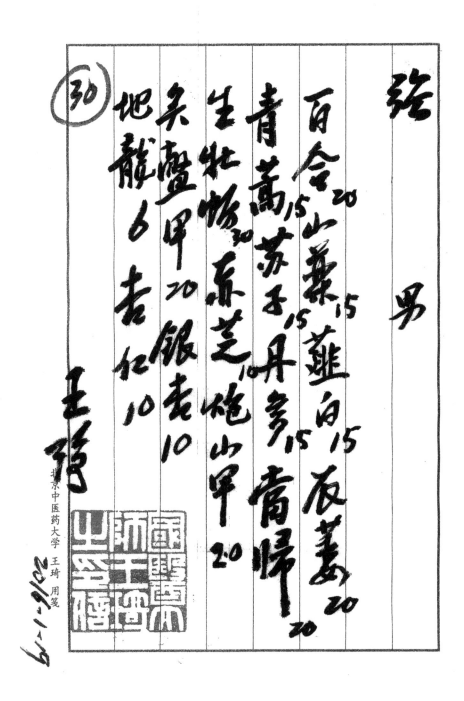

㉚

络 男

百令 20 山萸 15 薤白 15

青蒿 15 苏子 15 丹参 15 当归 20

生牡蛎 20 灵芝 10 炮山甲 20

炙鳖甲 20 银杏 10

地龙 6 杏仁 10

王琦

北京中医药大学 王琦 用笺

9/02 1-9

强某，男

百合 20	山药 15	薤白 15	瓜蒌 20
青蒿 15	苏子 15	丹参 15	当归 20
生牡蛎 30	赤芝 10	炮山甲 20	炙鳖甲 20
银杏 10	地龙 6	杏仁 10	

30 服

2016 年 1 月 19 日

按：本患者喘息胸闷，伴咳嗽，由痰浊阻肺，肺失肃降，气机外散，虚火上炎所致。故拟方以降气化痰、软坚散结为主，又有活血宽胸之力，使气之升降出入有序，喘息得松。鳖甲滋阴潜阳，配青蒿以除虚火，气味具降，合龙骨一并纳气入肾。地龙通络平喘，现代药理研究表明其有较好的扩张支气管的作用，王琦教授遇喘息患者常用之。

以上药味每次煎三小时以上

反复三次合并药液静置沉淀

用四层纱布过滤①次减少药物

杂质加入阿胶300克炼蜜200克冰

糖250克（或用木糖醇100克）收膏瓷

罐或玻璃瓶分装备用

王琦

91-1-9/16

以上药味每次煎三小时以上，反复三次合并药液静置沉淀，用四层纱布过滤四次减少药物杂质，加入阿胶 300 克（g），炼蜜 300 克（g），冰糖 250 克（g）[或用木糖醇 100 克（g）] 收膏瓷罐或玻璃瓶分装备用。

2016 年 1 月 19 日

备注： 炼蜜[1]指经过加热炼制的蜂蜜。炼蜜是为了蒸去部分水分，破坏霉菌及其酶，适当的加强其粘合力。方法是将蜂蜜置铜锅或搪瓷锅中直火加热熔化后，过滤，滤去死蜂等杂质，再入锅中继续加热使沸，随时捞除浮沫及杂质，逐渐蒸去水分。一般以炼至没有明显的蒸汽，中间翻腾起红黄色泡沫为度。

---

[1]　湖北医学院附属第二医院 . 中草药与药剂学基础 [M]. 武汉：湖北省通山印刷厂，1976：91

夏　女　93　北京市

党参15　黄芪20　当归15　川贝粉5　浙贝10

法半夏10　杏桃仁各6　橘红10　桔梗10　红景天15

百合20　薤白10　莱菔子9　枇杷叶15　红景天10

枇杷叶10　五味子6　生薏仁20　砂蔻仁各3　生姜3　炒麦芽15

上药取三十付加蛤蚧8对各炙半夏100

核桃红1000　葡萄干200　黑芝麻100　固大蜜丸1000

蜂蜜300　阿胶300　收膏

北京中医药大学　专用笺～2

王琦

夏某，女，93岁，北京市

党参 15	黄芪 20	当归 15	川贝粉 5
浙贝 10	法半夏 10	杏仁 6	桃仁 6
橘红 10	桔梗 10	红景天 15	百合 20
薤白 10	葶苈子 9	良姜皮 10	荷叶 15
枇杷叶 10	五味子 6	生薏仁 20	砂仁 3
蔻仁 3	生麦芽 15	炒麦芽 15	黑大豆 30

上药取三十付，加蛤蚧 8 对，冬虫夏草 100，核桃仁 1000，葡萄干 200（g），黑芝麻 100（g），蜂蜜 300（g），阿胶 300（g）收膏。

2016 年 1 月 21 日

按：本例患者吸烟近 60 年，患有严重的慢阻肺进而引发右心衰及二型呼衰，以喘息多痰、浮肿为主要表现，需常年以文丘里面罩吸氧改善通气。王琦教授组方以益气活血、化痰利水、补肾摄纳为法，调理后目前已为普通面罩及导管交替吸氧。

顾　女

百合 15　石斛 10　黄精 10　桑葚子 12

生薏仁 12　佛手 6　陈皮 6　灵芝 6

200g

照方配三十剂，将中药饮片放入砂锅中，冷水浸泡一小时

煎煮，先用大火煮开再用小火煮30分钟煎去药汁300cc，将余下药渣

倒出放置，将药渣再加水2次各得300cc，将余体药汁

阿胶放入黄酒中浸泡去腥，待膏滋服后倒入去，如的情膏中，蒸至微，放入冰糖 200g

王琦　2015年11月

北京中医药大学 王琦用笺

储药汁沉淀高火待用将 2015年11月

黑芝麻粉200冲入滤储药汁中小火煎熬至粘稠状盛入高天冷却瓶封

顾某，女

百合 15	石斛 10	黄精 10	桑椹子 12
生薏仁 12	佛手 6	陈皮 6	灵芝 6

照方配三十副（服）将中药饮片放入砂锅中，冷水浸泡一小时后煎煮，先用大火煮开，再用小火煮 30 分钟，煎出药汁约 300cc（cm³），倒出放置，将药渣如法再煎两次各得 300cc，合并将阿胶 200g 放入黄酒中浸泡去腥，待膏溶胀后倒入煮好的清膏中，放入木糖醇 100g，煎煮浓缩药汁，沉淀离火待用，将黑芝麻粉 200g 冲入浓缩药汁中，小火煎熬至粘稠状，离火冷却瓶贮。

按： 阴虚体质患者体内津液不足，调理当以滋阴生津为法，又恐补阴诸品配合膏方剂型多有滋腻壅滞碍胃之弊，故佐以化痰行气祛湿的陈皮、佛手、薏苡仁。另外，石斛一药，王琦教授认为其既强阴益精而又不会过于滋腻，常用于阴虚体质的调理。

十一、外用方

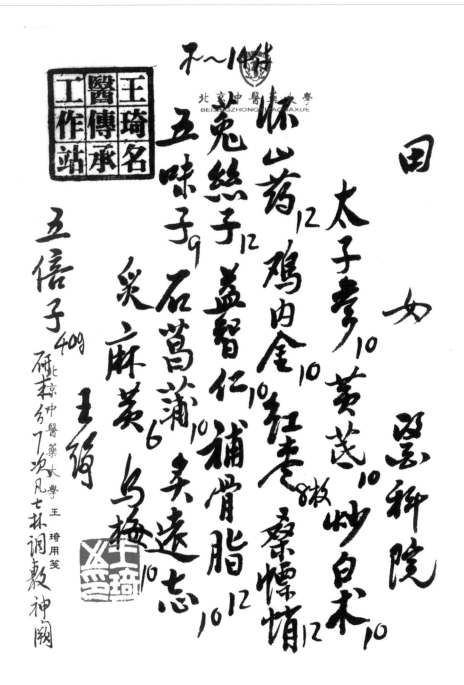

田 女 医科院

太子参10 黄芪10 炒白术10

怀山药12 鸡内金10 红枣8枚 桑螵蛸12

兔丝子12 益智仁10 补骨脂10 12

五味子9 石菖蒲10 炙远志10

炙麻黄6 乌梅10

五倍子40g 研末分7次凡七抹调敷神阙

北京中医药大学 王琦用笺

田某，女，医科院

太子参 10	黄芪 10	炒白术 10	怀山药 12
鸡内金 10	红枣 8 枚	桑螵蛸 12	菟丝子 12
益智仁 10	补骨脂 12	五味子 9	石菖蒲 10
炙远志 10	炙麻黄 6	乌梅 10	

7 ～ 14 付（服）

五倍子 40 研末分 7 次凡士林调敷神阙。

按：本例为小儿遗尿患者，证属肾气不足，组方以补肾缩尿、益气摄纳之品为主，配麻黄以宣肺，兼顾水之上源，一则使肾气得充，开阖有度，一则使水液布散，水道通调，下输膀胱；再以敛肺收涩的五倍子外敷神阙，加强止遗固涩之功。

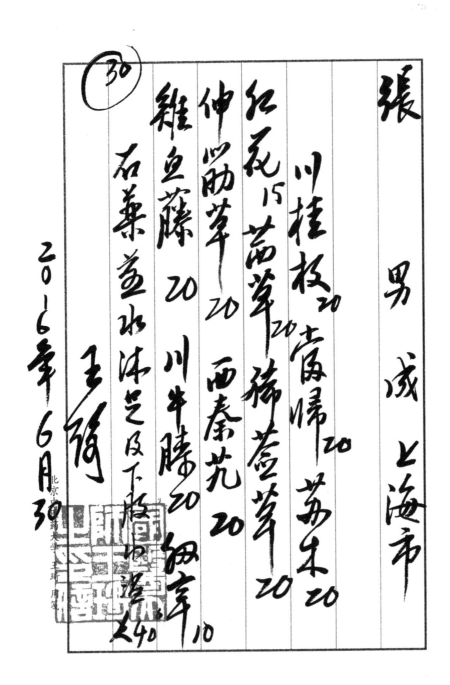

張　男　成　上海市

㉚

川桂枝20　当归20　苏木20

红花15　茜草20　徐长卿20　西秦艽20

仲姗草20

鸡血藤20　川牛膝20　细辛10

右药煎水沐芝及下肢浸泡　人40

2016年6月30　王琦

张某，男，成，上海市

川桂枝 20	当归 20	苏木 20	红花 15
茜草 20	豨莶草 20	伸筋草 20	西秦艽 20
鸡血藤 20	川牛膝 20	细辛 10	

右药煎水沐足及下肢，水温＜ 40℃。

30 服

2016 年 6 月 30 日

按： 患者下肢血脉不通，全方合奏温经活血、祛风舒筋通络之功，泡脚 30 分钟以上，作用于病损局部，疗效确切。

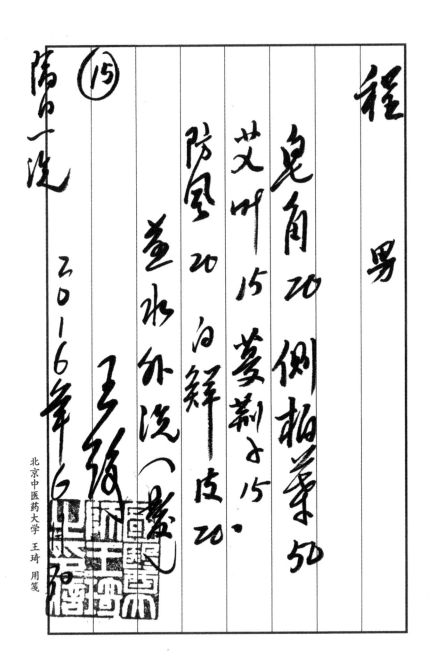

程　男

⑮

皂角 20　侧柏叶 50

艾叶 15　蔓荆子 15

防风 20　白鲜皮 20

益水外洗（煎）

隔日洗一次

2016年6月

王琦

程，男

皂角 20　　　　侧柏叶 50　　　　艾叶 15　　　　蔓荆子 15

防风 20　　　　白鲜皮 20

　　　　　　　　　　　　　　　　　　　　　15 服

煎水外洗（发），隔日一洗。

　　　　　　　　　　　　　　　　　　　　2016 年 6 月 30 日

按：湿热体质者，面部及头部油脂分泌较多，易患脂溢性脱发。皂角配侧柏叶有清热祛湿，生发乌发，清洁祛油之效。王琦教授常以此为主组方加减，外用洗头，对缓解因湿热体质引起的脱发有较好疗效。

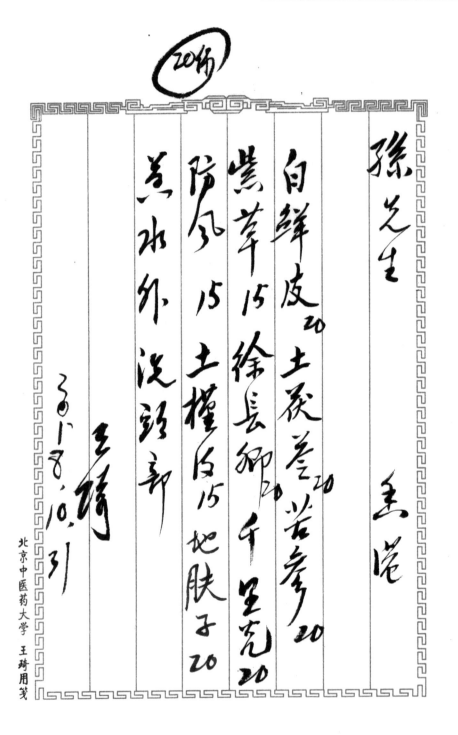

孙先生 美国

白鲜皮 20 土茯苓 20 苦参 20
紫草 15 徐长卿 20 千里光 20
防风 15 土槿皮 15 地肤子 20
苦水外洗路新

王琦 2018.10.31

北京中医药大学 王琦用笺

孙先生，香港

白鲜皮 20	土茯苓 20	苦参 20	紫草 15
徐长卿 20	千里光 20	防风 15	土槿皮 15
地肤子 20			

煎水外洗头部。

20 付（服）

2018 年 10 月 31 日

按：全方清热燥湿、祛风杀虫止痒，其中，白鲜皮、土茯苓、苦参、紫草、徐长卿、地肤子均为王琦教师治疗湿疹常用外用药。